本书为湖南科技大学博士科研启动基金项目"本土化艺术治疗团体辅导对湖南大学生社交焦虑的干预研究"（E51716）阶段性成果。

大学生社交焦虑现状及其戏剧治疗干预研究

李傲翼　著

北京出版集团

北京出版社

图书在版编目（CIP）数据

大学生社交焦虑现状及其戏剧治疗干预研究 / 李傲翼著 . -- 北京：北京出版社，2021.9
ISBN 978 - 7 - 200 - 16585 - 2

Ⅰ.①大… Ⅱ.①李… Ⅲ.①戏剧 - 应用 - 大学生 - 社交恐怖症 - 精神疗法 - 研究 Ⅳ.① R493

中国版本图书馆 CIP 数据核字 (2021) 第 166004 号

大学生社交焦虑现状及其
戏剧治疗干预研究
DAXUESHENG SHEJIAO JIAOLÜ XIANZHUANG JIQI
XIJU ZHILIAO GANYU YANJIU
李傲翼　著
*

北 京 出 版 集 团
北 京 出 版 社 出版
（北京北三环中路 6 号）
邮政编码：100120

网 址：www . bph . com . cn
北 京 出 版 集 团 总 发 行
定 州 启 航 印 刷 有 限 公 司 印 刷
*
170 毫米×240 毫米　12.5 印张　210 千字
2021 年 9 月第 1 版　　2022 年 1 月第 1 次印刷
ISBN 978 - 7 - 200 - 16585 - 2
定价：69.00 元
如有印装质量问题，由本社负责调换
质量监督电话：010 - 58572293　58572393

序

随着高科技的快速发展，越来越多的人开始使用先进的社交工具，所以日常生活中人与人之间不利用电子产品的交流越来越少。社会交往是大学生重要的社会行为之一。对于正值大好时光的大学生来说，电子产品使他们在现实中的人际交流非常少，他们往往通过电子产品来表达自己的思想。在现实生活中，他们在人多的地方惧怕说话，不会表达自己的思想，逐渐形成了社交焦虑。笔者通过观察学校心理咨询工作发现有不少大学生具有高社交焦虑情况，具体表现在社交活动前存在对预期情境的焦虑情绪，在社交活动时过分在意他人的评价，甚至回避社交，从而进一步加重了焦虑情绪，给自己的日常生活带来严重的影响。

目前，针对社交焦虑的治疗方式大多是药物治疗，但药物只能暂时缓解病情，而且大部分药物会对身体产生副作用，所以药物治疗并不值得推广。而戏剧治疗具有其他心理疗法不可替代的优势。本书梳理了戏剧治疗相关的各派理论以及戏剧治疗的疗愈机制，设计了一套针对大学生社交焦虑的戏剧治疗临床实践干预方案。戏剧疗法不像传统疗法直接用语言文字告知患者问题，而是运用符号、象征、隐喻，启发患者审视自身人格机制、性格特质、社会关系和人际交往情况等。求助者在剧中角色的"保护"下，无所顾忌地宣泄情感，表达焦虑、压抑等情绪。在这种安全环境下，求助者真实的情绪更能凸显出来，其他成员也能更加了解对方的心理状态，从而相互给予对方更好的支持，一起走出困境，实现自我成长。

通过戏剧治疗实施过程的完整记录，我们清楚地看到了治疗师从暖身、主活动到分享所进行的完整互动疗程。通过治疗活动后的案例分析，我们了解到治疗中的关键问题。特别值得注意的是，书中以西方文化传统为基础的艺术治疗结合东方本土文化，揭示了治疗过程中来访者发生变化的机制，丰富了艺术治疗本土化研究理论体系。

本书内容适用于中国社交焦虑人群的艺术治疗，为社交焦虑人群的心理咨询提供了参考，为高校心理咨询提供了一种新的、可供选择的社交焦虑干预模式，也为探索高校学生其他心理问题的艺术治疗干预方式提供了极具针对性和可操作性的参考。

刘大维

首届全国高校美育教学指导委员会委员

湖南省教育厅艺术教育委员会秘书长

【前言】

当今社会，良好的社交能力不仅是个人事业成功的首要条件，还是检验个人心理健康的重要标准。大学阶段是人格趋于完善、心理逐渐成熟的重要时期，这一时期，大学生面临着学习、生活、就业三方面压力，更容易产生社交焦虑。近年来，"考研热"与就业形势的严峻化使大学生的压力更大。研究发现，55.7%的个体在青春期曾有过社交焦虑的经历，其中社交焦虑障碍的发病率约为1%。高特质焦虑组大学生占大学生总人数的20.3%，其中社交焦虑个体占较大比重。

社交焦虑是焦虑障碍中常见的一种损害社会功能的、影响面很广的心理疾病。它是一种慢性疾病，平均病程长达20年，自发缓解的可能性非常小。美国、加拿大、德国的调查数据显示，其终生患病率为10%～13%，12个月患病率为5%～8%（Westenberg，1999）。法国基层医疗机构的调查显示，其终生患病率为14.4%（陈涤宇，2001）。社会焦虑是继抑郁症、酒精依赖之后的第三大常见精神障碍。

焦虑是自我保护的一种心理预备，是人类与生俱来的一种适应本能。《精神障碍诊断与统计手册（第五版）》认为，社交焦虑症的诊断标准是对暴露在陌生人面前或有可能被大家所注视的一种或多种社交／职业场合感到明显和持久的害怕，害怕会做出令人难堪或窘迫的行为。这种担心和害怕会导致心理痛苦。

早在1996年，Marks和Gelder在描述因持续关注外界而感到不安的状态时，就提出了"社交焦虑"这一概念，并在《精神障碍诊断与统计手册（第三版）》中第一次出现。社交焦虑在一定程度上会引发失眠，甚至会导致自杀，严重影响了人们的正常生活。

20世纪70年代，英国通过对223名大学生进行调查发现，有10%的大学生在社交情境中有社交困难或者回避行为。同一时期，依据美国对大学生的样本调查可发现，有42%的学生认为自己害羞。1989年，《欧洲儿童和青少年精神病学》杂志称：儿童与青春期焦虑十分常见，青春期焦虑症的患病率达5%～10%，其中害羞、自闭、回避行为等都属于社交焦虑的症候群（Ballenger，1994）。

国内现有大学生心理健康的调查显示，大学生中存在心理障碍的人占总人数的11.5%～25.9%，人际关系不佳和焦虑是大学生中存在的较为严重的问题。金华等人在1986年的一项研究表明，18～29岁这个年龄段的人际敏感度平均分最高。彭纯子等人在湖南高校的调查表明："约有16.26%的大学生存在比较严重的社交焦虑。"李英等人的研究结果表明："有27.2%的大学生被试处于高交往焦虑，18.5%的被试非常羞怯，14.1%存在高度交流恐惧，最困扰大学生的主要是小组讨论、会议交流和两人交谈。"从这些研究中不难发现，社交焦虑在大学生群体中是一个广泛存在的突出问题，对他们的身心健康产生了很大的负面影响。

目前，药物治疗是社会焦虑的主要治疗方式，但药物只能暂时缓解病情，而且易对身体产生副作用，所以药物治疗不值得推广。随着医学模式由生物模式转变为"生物—心理—社会模式"，除药物控制外，心理咨询和治疗慢慢被大众所接受。以语言为媒介的传统心理治疗对矫正非理性认知和思维方式颇有成效，但在解决情绪障碍、创伤等方面无能为力。大脑两半球的机能分工研究成果为此提供了解释。美国著名脑科学家Sperry的裂脑实验证实：左半球同抽象思维、象征性关系以及对细节的逻辑分析有关，具有语言（包括书写）的、理念的、分析的、连续的和计算的能力，在一般功能方面主要是执行分析功能；右半球则与知觉和空间定位有关，它对事物进行单项处理，具有音乐的、绘画的和综合的"集合—空间"鉴别能力。也就是说，语言主要受左半球控制，情绪主要受右半球控制，语言无法直接处理情绪体验问题。Langer强调说："有一个重要的事实，那就是有些地方靠语言的影响力是达不到的，那就是所谓的'内在经验'的领域，即情感或情绪……艺术的基本功能是将情感客观化，以便思考和理解这些情感。"

戏剧治疗是20世纪70年代在欧美发展起来的一门综合了医学、心理学、戏剧与社会学等理论和方法的新学科。戏剧治疗由于具有较高的安全性及良好的效果而被临床所接受，特别是对受情绪困扰的群体更为适用。目前，国内对戏剧治疗的研究不多，尚未见到通过戏剧治疗改善大学生社交焦虑状况的实证性研究。将戏剧治疗应用于我国大学生社交焦虑的干预研究，不仅能帮助大学生改善社交焦虑状况，还能促进大学生的身心健康与人际关系和谐，在一定程度上也拓展了戏剧治疗在我国心理学研究领域的应用范畴。

【目录】

第一章　社交焦虑概述

第一节　社交焦虑的概念

2016 年，江苏卫视打造了一款明星励志演说真人秀节目《说出我世界》，该节目凭借题材差异和首创真人秀式名人演讲实力圈粉。经过激烈的角逐，青年演员江疏影获得了第一季节目的总冠军。在以"友善是最强大的武器"为主题的演讲中，江疏影自曝曾经一度产生社交焦虑，在那个时期连主动和别人打招呼都感到困难，拍戏的时候，她不敢直视导演和灯光师的眼睛，经常怀疑自己演技不过关。她越在意他人的评价，就对自己越苛刻，认为整个世界都在与她为敌。经过不断的学习和自我挑战，她逐渐克服了自卑和对自己的苛刻、不友善。如今，江疏影不仅会主动与人交谈，还大方地诉说过去不为人知的自己。在观众被她的经历深深感动的同时，"社交焦虑"也引起了大家的注意。

社交焦虑又称社交恐惧，它的提出可以回溯到 1846 年 Casper 提出的赤面恐怖案例。1903 年，法国精神病学家 Janet 将其归为神经衰弱这一类别，并用"社交恐惧"或"社会的恐怖症"进行描述。英国精神病学家 Mark 和 Gelder 最早提出"社交焦虑"一词，根据发病年龄以及害怕对象的不同，将社交焦虑从恐怖障碍中分离出来，社交焦虑个体惧怕各类社交场合，如害怕在众人面前说话，会回避各类聚会。20 世纪 80 年代，社交恐怖症在国际公认的诊断分类体系中确立了自己的地位，《精神障碍诊断与统计手册（第三版）》（DSM-Ⅲ）将社交恐怖障碍纳入诊断条目中，并明确了其定义与诊断标准。1985 年，在 Leibowitz 提出社交焦虑障碍（Social Anxiety Disorder, SAD）的概念之后，心理学界逐渐用社交焦虑障碍替代"社交恐怖障碍"一词。

郭晓薇认为社交焦虑是指对一种或多种人际处境有强烈的恐惧、紧张、焦虑、害怕反应与回避行为。彭纯子认为社会焦虑患者的特征是害怕被别人注视或者评价，认为他人能发现自己的不自然表情或窘态，且通常认为他人的评价为否定或者蔑视的，常伴有回避他人的行为。李波等认为社交焦虑是指对人际处境的紧张与害怕。当社交焦虑的个体被暴露在陌生人面前，或者可能受到他人的注视时，会表现出显著的对社交情商或活动的焦虑，并且担心自己的言行会很丢脸（李波，2003）。李荣刚认为社交焦虑指个体在公开场合或社交情境下，担心自己被人关注或者评价，害怕出丑或举止窘迫，并且自我评估为负性，常有回避行为。

国际上对精神障碍的诊断标准和分类最具权威性的是《精神障碍诊断与统计手册》（DSM）与《国际疾病分类第十版》（ICD-10）。《精神障碍诊断与统计手册（第四版）》（DSM-Ⅳ）这样定义社交焦虑障碍：对一种或多种社交情境或表演情境的显著和持续的恐惧，在这些情境中，个体暴露在不熟悉的人面前或处于他人的审视之下，担心自己的行为方式会让自己出丑，因而表现出焦虑的症状。社交焦虑障碍患者的核心特征为"担心他人对自己的消极评价"，继而主动回避社交情境，如果无法摆脱社交情境，个体自身会产生发抖、口吃、出汗、脸红、尿急等生理症状，这阻碍了个体正常的人际交往，影响了个体的正常生活。这一版的诊断标准还区分了社交焦虑障碍的不同类型：如果患者只对某一种特定的社交场合感到害怕和想回避，称为特定社交焦虑；如果患者害怕多种社交场合，则称为广泛性社交焦虑。《精神障碍诊断与统计手册（第五版）》（DSM-Ⅴ）中对社交焦虑的诊断标准（表1-1）与第四版相同。

表1-1　社交焦虑障碍的诊断标准（DSM-V）[①]

编号 F40.10
①患者在可能受到他人评判的社交情境中表现出持续的恐惧，会担心出现焦虑或者窘迫的情况； ②处于社交情境会引发患者的焦虑； ③患者虽然担心，但是可以意识到这种担心并非正常的； ④患者会尽量回避社交情境，实在无法回避时会强忍着； ⑤患者对自身行为消极预期所产生的焦虑抑郁情绪和进而表现出的回避的行为严重影响了患者的正常生活和人际交往，让患者很难受； ⑥患者发病的时间已达 6 个月之久； ⑦不能被其他精神障碍的症状做出更好的解释； ⑧并不是继发于其他的病症

　　DSM-V 与 ICD-10（表 1-2）对社交焦虑障碍的诊断标准大致相同，但在描述上存在一些差别。DSM-V 中社交焦虑情境的描述包括了公开讲话或演讲，也就是说在大量听众面前的情境，ICD-10 中的中心症状围绕着害怕在小集体中被人注视；DSM-V 强调社交焦虑症状影响到了正常的学习和生活，会妨碍正常的社会生活，ICD-10 则强调低自我评价和脸红、手抖、恶心、尿急等生理症状的表现。

表1-2　社交焦虑障碍的诊断标准（ICD-10）[②]

编号 F40.1
①中心症状围绕着害怕在小集体中被人注视，通常导致对社交场合的回避，自我评价低、害怕批评，有脸红、手抖、恶心或尿急的主诉，症状可发展至惊恐发作； ②对害怕的场合回避或痛苦忍受，回避往往十分明显，在极端情况下可引起完全的社会隔离； ③焦虑必须局限于或主要发生在特定的社交场合； ④如果社交焦虑障碍与广场恐怖的区分十分困难，广场恐怖应予优先诊断，惊恐发作仅在缺乏恐怖时才下诊断； ⑤恐怖场合可以是待定的（只限于公共场合进食、公开讲话、与异性接触），也可以是泛化的（几乎所有社交场合）

　　国内权威诊断标准《中国精神障碍分类和诊断标准（第三版）》（CCMD-3）也明确了对社交焦虑障碍的定义（表 1-3）。

①　许书萍.高社交焦虑大学生的解释偏向 [D].上海：华东师范大学，2010.
②　李敬阳.社交焦虑障碍的心理机制研究 [D].长春：吉林大学，2010.

表1-3　社交焦虑障碍的诊断标准（CCMD-3）[①]

编号 43.12
①符合恐惧症的诊断标准； ②害怕对象主要为社交场合（如在公共场合进食或说话、聚会、开会，害怕自己做出一些难堪的行为等）和人际接触（如在公共场合与人接触、与他人目光对视、在人群中被人审视等）； ③常伴有自我评价低和害怕批评； ④排除其他恐惧障碍

依据以上三个权威诊断标准，可总结出社交焦虑障碍的主要特征为以下几点。

第一，认知层面：面对社交场合会产生负性信念，自我评价低，害怕他人的负面评价。

第二，情绪层面：对自身行为的消极预期所产生的消极情绪，如焦虑、羞怯、紧张、窘迫等不良情绪。

第三，行为层面：因在社交情境中强烈不适，所以常常产生回避社交场合的行为。

第四，生理层面：如果无法回避社交场合，则会有一些如脸红、发抖等的生理反应。

第五，影响层面：严重影响了患者的正常生活和人际交往，让患者承受了较大的压力。

社交焦虑障碍与社交焦虑是两个不同的概念，有着不同的内涵。从发展的角度来看，有研究者认为，临床上被诊断为社交焦虑的患者和正常的群体在焦虑水平上只有量的差异，而非质的差异。也就是说，从社交焦虑分维定义（图1-1）的视角来看，社交焦虑的不同水平组成了一条连续的直线，临床上诊断的社交焦虑障碍为直线的一端，任何社交情境都没有焦虑的情况则为直线的另一端。[②] 如果将存在社交焦虑症状的个体作为研究对象，就可以称为类比研究。这类研究为非临床被试，研究结果可推广至临床被试。也就是说，还未达到社交焦虑障碍诊断标准的个体也存在相关功能受损的情况，那么对这一部分非临床社交焦虑个体的研究是可以推理到社交焦虑障碍患者

①　李敬阳.障碍社交焦障碍虑的心理机制研究[D].长春：吉林大学，2010.

②　RIES B J, MCNEIL D W, BOONE M L, et al. Assessment of contemporary social phobia verbal report instruments[J].Behaviour research and therapy, 1998, 36(10): 983-994.

的研究的，其研究结果也可泛化至社交焦虑障碍患者身上。

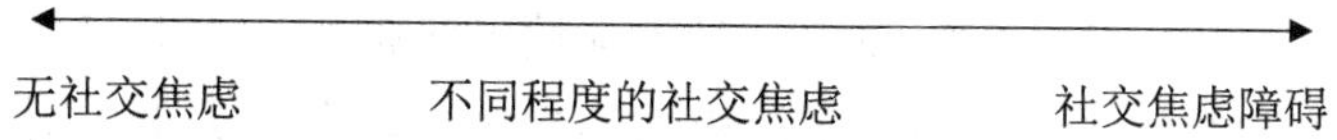

无社交焦虑　　　不同程度的社交焦虑　　　社交焦虑障碍

图1-1　社交焦虑的分维定义示意图

第二节　社交焦虑的理论

一、认知理论

（一）Beck认知功能失调理论

美国临床心理学家Beck提出个体的情绪和行为受认知过程的影响，认知功能障碍会引发焦虑情绪。随后，Beck、Emery与Greenberg根据此理论对社交焦虑的认知机制进行研究，提出社交焦虑个体因低自我评价判定外部环境是危险的，从而引发心跳加快、脸红、流汗等生理唤醒，这种生理唤醒又强化了社交焦虑个体"环境对自身有威胁"的想法。社交焦虑个体的认知与生理唤醒相互作用，让其更加专注于自身，忽略了外在的社交情境。也就是说，社交焦虑个体并不是因为外部情境而焦虑，自身的认知功能失调是导致其产生焦虑的根本原因。这就是Beck提出的认知图式，其不仅能加快社交焦虑个体对外部环境的认知加工速度，还能有选择地注意某些特定的信息，忽视其他类型的信息。

（二）Clark和Wells自我关注理论

1995年，Clark和Wells提出了社交焦虑的认知模型（图1-2），模型强调了认知加工过程在症状形成时的持久作用。他们认为社交焦虑个体会根据早期经历的负面信息形成消极的自我意象，如"他们觉得我很无聊""我不受欢迎"等，这样的消极信念会让社交焦虑个体在社交情境中感觉到危险，此时个体开始了高度的自我关注。这种自我关注是社交焦虑产生的重要因素，患者将注意偏离社交情境，忽略外部社交信息，敏锐地察觉内部信息，并运用内部信息（如焦虑的直觉体验感、扭曲的自我意象等）做出自我表现不佳的判断，导致焦虑症状的产生和持续。换句话说，社交焦虑个体认为社会认知的对象是自己，并使用自身内部信息来推断他人对自己的认知。例如，当社交焦虑个体感受到自己消极的形象时，就会认为他人对自己的认知也是如此，进而确认社交情境是危险的，形成了自我关注与知觉社会情境的危险性之间的恶性循环。

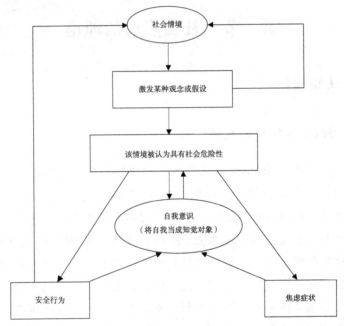

图1-2　Clark 和 Wells 的社交焦虑的认知模型

当社交焦虑个体认为社交情境具有威胁性后，出于自我保护的目的，就会采取低头、回避目光等安全行为来避免自我的消极表现被他人察觉，从而实现焦虑情绪的短暂缓解。实际上，某些安全行为会证明社交焦虑个体的负性信念，并使其得到强化。例如，在社交情境中，社交焦虑个体以目光游离、漫不经心等行为来掩盖自己的焦虑情绪，会引起对方不被尊重的误解，使其产生相应的不友好反应，这样会进一步加深个体对外部信息的偏差判断，使社交焦虑症状持续。

Clark 和 Wells 还认为在认知环节，社交焦虑个体在社交情境前后都运用偏差的认知加工方式，导致了歪曲认知的持续。社交焦虑障碍个体的信息加工偏差在疾病形成和导致症状持续的过程中起到了重要作用，认知偏差至少可以解释部分导致社交焦虑障碍症状维持的病理机制。

（三）Rapee 和 Heimberg 过度警觉理论

Rapee 和 Heimberg 提出的社交焦虑认知行为模型（图 1-3）在关注社交焦虑个体认知过程的同时，还关注他们的行为表现。该模型与 Clark 和 Wells 提出的模型都强调了当社交焦虑个体进入社交情境后，会以假想的观众视角来获得自我表征；不同的是，Rapee 和 Heimberg 的模型认为社交焦虑个体在将注意力分配到自我表征的同时，还将一部分注意力集中在外部潜在的威胁性信息上。对社会威胁性刺激的注意偏向和对自我相关的社会信息特异的解释或判断的偏向干扰了认知过程，如注意力、记忆和解释。社交焦虑个体的注意、解释和记忆处理存在扭曲，社交信息处理的扭曲和偏倚导致了社交情境焦虑的加重和症状的维持。如果这种信息加工偏倚对维持社交焦虑障碍起作用，那么对信息加工偏倚的控制就可被用来调节焦虑反应。已有研究表明，对注意偏向的调解对社交焦虑障碍的治疗产生了积极的影响。

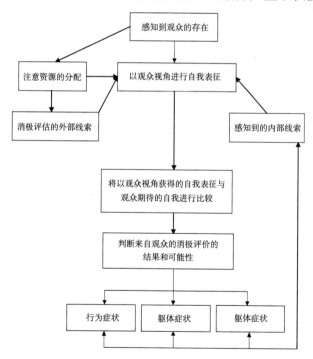

图 1-3　Rapee 和 Heimberg 社交焦虑的认知模型

正常情况下，个体通过镜子或照片来了解自我形象，而社交焦虑个体的自我认识源于从过去失败的社交经历中建立的核心信念和自我图式，以此为基础，个体形成了基本的自我意象，这不仅影响了社交焦虑个体对社交情境中内外部线索的关注，也影响了当下的自我表征。Rapee 和 Heimberg 社交焦虑的认知模型显示，社交焦虑个体一旦进入社交情境，就会马上感知到观众的存在，然后将注意力集中在内部线索（内心观念和各种生理反应）和外部线索（外部环境和他人的反应等）上，对消极信息尤为警觉。社会焦虑个体以这些信息为基础，从观众视角来形成自我表征。之后，与观众期待的形象进行比较，如果认为自己达不到观众的期待，就会产生消极负面的自我评价，继而体验到更强烈的焦虑情绪，表现出焦虑的行为、认知、生理症状。

（四）Carver 和 Scheier 自我调节理论

Carver 和 Scheier 在自我调节模型中提出，个体是通过反馈机制来调节行为的。如果个体认为自己的能力达到了预期目标，就会加倍努力直至目标达成；如果个体认为自己达不到预期目标，就会产生心理逃避行为（产生和任务无关的想法等）或生理逃避行为（离开此社交场合等）。人们会对自己的行为进行预测，看是否能达成预定目标，一旦发现两者的差距，就会调整自己的行为，让它更趋近于预定标准。在此环节中，预定目标、自我聚焦、自我评价发挥了重要作用。其中，自我评价决定了投入多少才能缩小行为与标准之间的差距；连续的自我聚焦会增强消极的自我评价，使回避行为产生。

二、人际交往理论

人际交往理论认为，个体心理健康的重要指标为良好的人际关系，不良的人际关系会导致多种心理疾病的产生。社交焦虑会让个体产生与焦虑相关的各种症状，还会对个体社会行为产生阻碍，使人际关系受到损伤。个体人际模式的循环是导致个体产生社交焦虑症状的根源。在社交情境中，社交焦虑个体经常出现回避视线、脸红、发抖等不良行为，这些行为很难得到他人的积极回应，从而形成消极的社交体验。待下一次进入社交场合时，社会焦虑个体就会因害怕再次造成消极的社交体验，而产生了更多的不良行为。这样的社交行为模式继续重复，会形成恶性循环，让焦虑症状持续产生。然而，并不是所有的社交焦虑个体都会陷入不良的人际交往模式循环。这还涉及社交情境的线索，也就是说，社交焦虑个体感知到威胁性信息时，便会产生不良的行为。

三、进化理论

进化理论认为，社交焦虑是一种能使人类得以进化的适应性机制，能帮助人们提升对社会地位的认知，降低被群体排斥的可能。Gilbert 认为社会竞争是导致社交焦虑产生的最主要的原因，而且社会等级较低的个体更容易引发此类焦虑。个体如果感知到来自外界的负面信息，就会引发社交焦虑症状，这就像一个"警报系统"，提示个体存在被群体排斥的可能性，刺激个体提升接纳度与适应性，降低负面影响。

四、精神分析理论

精神分析学派的创始人 Sigmund Freud 提出人格由本我、自我、超我组成。本我位于人格结构的最底层，是由先天的本能和欲望组成的能量系统，遵循"快乐原则"；自我位于人格结构的中间层，主要调节本我与超我之间的矛盾，奉行"现实原则"；超我位于人格结构的最顶层，由个体在生活中接受社会文化道德规范的教养而逐渐形成，遵循"道德原则"。Freud 早期提出"本我"是焦虑的根源，性能量由于没有及时被宣泄而转化为焦虑，即焦虑由被压抑的"力比多"转化而来。后来，Freud 认为"自我"也是产生焦虑的根源。他指出只有自我才能产生焦虑并感受到焦虑，焦虑是自我为影响快乐—痛苦机制而发出的一种信号。若个体压抑了潜意识的本能欲望、情绪情感、意念、创伤等，就会导致焦虑的产生。

五、焦虑理论

Lazarus 和 Smith 提出，对于日常生活中发生的事件，个体的解释可能是正向、积极的，也有可能是负向、消极的，进而对自身的应对能力进行评估，此过程被称为认知评价。认知评价的第一步为初次评价，个体用积极的、消极的或富有挑战的三类评价来评价发生的事件，将事件评价为积极的是缓解压力和焦虑的较好策略；第二步为二次评价，个体对自己对外在刺激的资源的应对进行有效测评，如果初次评价为富有挑战的，就为二次评价中寻求解决策略提供了基础；第三步为再评价，个体在必要的情况下对之前的两次评价进行调整。

第三节　社交焦虑的成因

一、生物学因素

人类的焦虑症源自遗传的脆弱性和创伤经验的结合。进化、遗传、大脑活动等生物学因素也是使个体产生社交焦虑的原因。Kendler 对美国弗吉尼亚州两千多位双胞胎的多种恐惧症的遗传性进行研究，结果显示 SAD 的遗传率高达 51%。通过谱系研究得出，广泛性社交焦虑障碍患者一级亲属的患病危险性是正常对照组的 10 倍，有家族遗传史的个体患社交焦虑障碍的概率是没有家族遗传史个体的 3 倍。

Melke 等对 251 名国籍和年龄相同的女性进行人格测量和基因检测，发现 5- 羟色胺转运体基因启动子区的基因多态性与五种焦虑维度（躯体焦虑、心理焦虑、肌肉紧张、精神衰弱、自信缺乏）都显著相关。Samochowiec 等的研究还发现，MAO-A 基因启动子区的串联重复序列多态性与社交焦虑有关，社交焦虑者含有 3 个以上的串联重复序列基因的比率显著高于非社交焦虑者。还有研究者要求被试划分表情的紧张程度，结果表明，社交焦虑者在高度紧张面孔的刺激下，左右两边杏仁核的激活程度均高于控制组样本，可见社交焦虑的产生的确具有生物学基础。

二、环境因素

家庭和社会环境的影响也是导致人们产生社交焦虑的重要因素。个体最早获得的社会关系就是母婴的依恋关系。20 世纪 60 年代，英国精神病学家 John Bowlby 就婴儿与照顾者之间的联系进行阐述，当遇到外界的威胁或压力时，婴儿会尽全力求助依恋对象，从而确保自己变得更强大而获得生存的机会。Ainsworth 等人用"陌生情境法"考察婴儿对母亲的依恋行为，根据婴儿与母亲分离和重聚时的反应，将母婴依恋划分成四种类型，即安全型、焦虑—矛盾型、焦虑—回避型和混乱型。Liebowitz 等人经实验得出，做出非安全型依恋行为的个体具有更严重的社交焦虑，在管理自我情绪方面效率更低。由此可知，人际交往会受早期成长中安全稳定的依恋关系的影响，如果在婴幼儿时期未与父母建立安全型依恋关系，在之后的成长过程中人际交往的安全感会大幅度降低。

此外，父母教养方式、父母社交方式、童年创伤经历等也是导致个体社交焦虑的重要因素。李荫华等研究发现，家庭缺乏温暖和情感交流与青少年心理障碍的发生密切相关。刘连启等通过对1 365名青少年学生进行调查发现，个体社会适应能力与本人性格、父母职业、家庭和睦、家庭经济状况以及母亲文化程度等因素相关。朱孔香等对家庭环境因素对大学生社交焦虑情况的影响进行分析，提出家庭亲密度、独立性、组织性、道德宗教观、成功性、情感表达与社交和焦虑状态的量表分数呈显著负相关，而矛盾性和控制性与量表分数呈显著正相关，说明家庭成员之间的相互关心、支持、理解和帮助对个体的心理健康十分重要。薛敏等对家庭教养方式和大学生人际交往能力的关系以及大学生的性别、是否为独生子女的差异进行探讨，得出家庭教养方式和子女的人际交往能力显著相关。

三、认知心理因素

社交焦虑个体的认知行为模式有一定的独特性。比如，对自己的社会表现进行负面评价、在社交情境前后的否定性自我声明、对社交场景中威胁性线索的选择性注意等会导致社交焦虑症状的产生，并使个体产生社交回避行为。社交焦虑个体也具有一定的人格基础，有研究发现，88%的社交焦虑个体有人格缺陷，主要表现为内向、害羞、胆怯、压抑、自我否定、敏感多疑、易紧张、被动退缩等。蔡华俭对社交焦虑的内隐自尊和外显自尊之间的关系进行了研究，认为社交焦虑个体的内隐自尊水平与正常个体无显著差异，内隐自尊水平显著高于外显自尊水平；而正常个体的外显自尊水平高于内隐自尊水平。苏建宁等运用明尼苏达多项人格问卷对社交焦虑患者进行调查，结果显示男性患者具有更明显的内向型性格，常自我否定；女性则表现出强迫性的防卫，表现为社交孤独和害怕社交。吴薇莉运用中国人人格量表对社交焦虑者进行调查，发现社交焦虑个体在外向型（活跃、乐观、合群）、才干（决断、坚韧、机敏）、人际和谐（宽容、热情）、善良（关心、顾及他人、友好）和自信方面的得分都显著低于正常人群。也就是说，社交焦虑与大学生的自尊、自我接纳显著相关，个体如果极度自卑、缺乏自信，就会形成否定的自我评价，进而产生社交焦虑症状。

第四节　社交焦虑的负性影响

社交焦虑大都起源于青少年时期（13 ～ 19 岁），因为害怕或者逃避社交，他们缺乏学习与社会技能锻炼的机会，从而导致学习、工作与社交能力下降。一般来说，社交焦虑个体通常伴有或轻或重的典型的自主神经功能释放的表现，如脸红、心跳加快、心慌心悸、发抖、出汗、呼吸困难等，长此以往会使其感受到较强的主观躯体不适。有研究者利用社会功能问卷调查社交焦虑个体的生活质量状况，结果显示，社交焦虑个体在情绪表达、社会功能与生命活力三方面的功能明显受到限制，因此导致家庭关系、受教育机会、社会工作能力受损严重；与对照组比较，他们有较高的未婚率、离婚率以及失业率，而中度的社交焦虑个体对其自身的健康评价水平远远低于正常组。

刘兴华等人经研究得出，70% ～ 80% 的社交焦虑个体共患一种或几种心理疾病，如物质滥用、进食障碍、广场恐怖症等。关于社交焦虑和抑郁之间的关系，有学者认为应激之初表现为焦虑，焦虑之后伴随抑郁；也有学者认为焦虑症和抑郁症皆有否定性易感成分，有时很难对两者进行区分。如果社交焦虑个体亦患抑郁，那么自杀的意念会更强烈。在对青少年的研究中发现，社交焦虑与羞怯、青春期孤独、自我评价低以及回避型人格等有共生或相伴的关系。

由此可见，社交焦虑所导致的负性影响同时冲击着个体生理和心理的各个层面，阻碍了个体正常的心理与社会功能的发展。

第五节　社交焦虑的测量

社交焦虑的评估主要有四种方式，分别为结构化访谈、认知评估、行为评估和症状自评量表。用于测量社交焦虑的量表能对社交焦虑个体在社交情境中的认知、行为、躯体等方面进行综合评估，并能明确其严重程度。用于测量社交焦虑的量表主要有社交回避与苦恼量表（Social Avoidance and Distress Scale，SADS）、交往焦虑量表（Interaction Anxiousness Scale，IAS）、Liebowitz 社交焦虑量表（Liebowitz Social Anxiety Scale，LSAS）、惧怕否定评价量表（Fear of Negative Evaluation Scale，FNE）。

一、社交回避与苦恼量表

1969 年，Watson 和 Friend 编写社交回避与苦恼量表，用于筛查社交焦虑个体。SADS 共计 28 个项目，14 个条目用于评价社交回避，14 个条目用于评定社交苦恼。其内部一致性非常高。最初采用"是否"评分制，后来许多研究人员采用了 5 级评分制（1～5 代表"一点也不符合"到"非常符合"），Cronbach α 系数为 0.90，与测量社交焦虑的其他量表相关为 0.75 以上，r 值达到 0.75 以上。

二、交往焦虑量表

交往焦虑量表由 Leary 在 1983 年编制而成，为临床上对社交焦虑进行评定时使用最多的量表之一。IAS 由 15 个条目构成，评分分为 5 个等级（1～5 代表"一点也不符合我"到"与我极其相符"），从社交焦虑程度最低到社交焦虑程度最高的得分为 15～75，Cronbach α 系数为 0.87 以上。该量表的条目根据以下两个标准筛选而出：第一，涉及主观焦虑（紧张和神经症）或其反面（放松、安静），但不涉及具体的外在行为；第二，条目大量涉及意外的社交场合，这些场合中个体的反应取决于在场其他人的反应，或受其影响。

三、Liebowitz 社交焦虑量表

Liebowitz 社交焦虑量表由美国纽约州立大学精神卫生研究所的 Michael Liebowitz 教授于 1987 年编制而成。该量表是目前用于评定社交焦虑最广泛的筛查用量表之一，其临床应用的信效度都很高，有着良好的内部一致性，Cronbach α 系数为 0.82 到 0.92。LSAS 包含 24 个项目，每一项给出一个既定的社交场景，其中 13 项为与表演或操作有关的场景，11 项为与社交有关的场景，每一种场景都有不同严重程度的恐惧和回避分量表。评分标准可分为四个等级，计焦虑／恐惧因子分、回避因子分和两者相加的总分，还可另计表演和操作恐惧回避分和社交恐惧回避分。

四、惧怕否定评价量表

惧怕否定评价量表为 Watson 和 Friend 于 1969 年所编制的自评量表，共

有 30 个条目。FNE 采用是—否评分制，评分分为 5 个等级（1 ～ 5 代表"与我完全不符合"到"与我完全相符"），从社交焦虑程度最低到社交焦虑程度最高的得分为 12 ～ 60。用无社交焦虑的常模对照获得社交焦虑的总分，高分表示被试害怕被他人或社会否定。FNE 的 Cronbach α 系数为 0.90，与 SAD 的相关系数为 0.51，与 IAS 的相关系数为 0.32。

第六节　社交焦虑的干预

一、药物治疗

药物治疗能快速缓解患者的焦虑情绪，是治疗社交焦虑障碍的一种辅助疗法。目前，临床常采用的药物有以下四类。

第一，苯二氮卓类药物，如氯硝西泮（Clonazepam）、阿普唑仑（Alprazolam）等，主要作用于边缘系统的海马、杏仁核，刺激中枢神经抑制性递质的活性，从而达到镇静和抗焦虑的效果。

第二，单胺氧化酶抑制剂，如苯乙肼（Phenelzine）、吗氯贝胺（Meclobemide），此类药物主要用于抑制、降解去甲肾上腺素、5- 羟色胺和多巴胺的酶，治疗患者的人际高度敏感和并发的非典型性抑郁症状。

第三，5- 羟色胺再摄取抑制剂，如帕罗西汀（Paroxetine）、氟西汀（Fluoxetine），服用后可使突触间隙中 5- 羟色胺的浓度增高，发挥抗抑郁和抗焦虑的作用。

第四，β 受体阻滞剂，如普萘洛尔（Propranolol），其药物机理主要为通过血脑屏障阻断儿茶酚胺类肾上腺素等，抑制支配情绪活动边缘系统及网状结构的兴奋性，从而产生中枢性抑制效应。

药物治疗存在一定的副作用和时效性，停药后会出现复发和产生副作用的情况。Stein 经实验发现，帕罗西汀有效者在 3 个月的维持治疗中，复发率为 12%，且药物的副作用和较高的费用使某些群体难以承受。

二、心理治疗

（一）行为疗法

1976 年，Marzillier 等人将社交技能训练与系统脱敏疗法进行比较，结果显示社交技能训练干预效果持久，但总的干预效果并不明显优于系统脱敏疗法。1978 年，Trower 将这两种行为疗法用于治疗社交恐怖和社交无能，结果显示两者对社交恐怖症的干预效果相同，但前者对社交无能的干预效果明显优于后者。

1985 年，Butler 运用暴露疗法对社交焦虑患者进行干预治疗，并且认为明确界定的、逐级划分的、能够重复、能延长、能经得起患者焦虑的情境可以使患者受益，但现实中此类情境很难满足。同年，Hemiberg 等人用想象的和实际的接触焦虑情境治疗 7 位社交焦虑患者，结果表明，无论是自评情绪、生理的激动状态还是行为上表现的焦虑程度，循序渐进式的由想象而至真实面对焦虑情境，比领悟性疗法效果更好。

有研究者将系统脱敏疗法与社交技能训练的干预效果进行比较，发现社交技能训练更重视角色扮演与及时反馈，在减少社交行为障碍上更为显著，而系统脱敏疗法在增加社交活动上有显著效果。

（二）认知行为疗法

个体行为的改变需要一系列的中介过程，其中包括内部言语、认知结构和行为以及这些过程产生的结果之间的相互作用。认知行为疗法通过改变认知结构来减少社交焦虑个体的负面情绪，主要以 Beck、Ellis 和 Meichenbaum 等学者的观点为基础，发展不同类型的治疗方案，如合理情绪疗法、自我认知训练、焦虑管理训练等。这些方案的基本概念如下：①人都会对自己的行为进行自评或预期；②负性的自我评价会导致焦虑情绪的产生，进而产生回避行为；③通过改变不合理认知，辅以反复训练，能缓解社交焦虑的症状。

Meichenbaum、Gilmore 和 Fedoraviciua 等学者于 1971 年运用"自我指导训练"对社交焦虑患者进行干预治疗，Hayes 等人复制了此技术对个体的认知结构进行改变训练。同年，Suin 和 Richardson 将"焦虑管理训练"用于弥散性或一般性焦虑的干预治疗，后来此方法又被用于社交焦虑的治疗。

1985 年，Heimberget 运用认知行为疗法对 7 位社交焦虑患者进行干预治疗，经过治疗，从患者的行为、心理测量和自我测评方面可以看到其焦虑程度有所降低。6 个月后的追踪调查显示，有 6 位患者仍保持治疗后的效果。1993 年，Heimberget 对接受认知行为疗法和"教育支持团体治疗"的 49 位社交焦虑患者进行了5年的追踪调查，结果表明，前者疗法比后者疗法的效果更好。

（三）团体心理辅导

团体心理辅导是在团体情境下提供心理帮助与指导的心理咨询形式，由1～2名心理咨询师主持，根据来访者① 问题的相似性分组或来访者自发组成咨询小组，以团体成员间良性的人际互动达到促进自我成长、纾解心理困扰的目的。团体心理辅导不仅是一种有效的心理治疗，还是一种有效的教育活动，既可以治疗各种心理疾病，又可以解决正常人的心理适应问题。

1993年，Scholing和Emmelkamp让73名社交焦虑患者自行选择参加团体或个体的心理治疗方案。治疗方案哟三种。结果显示，从整体而言，干预效果最好的是以团体的方式，先进行认知干预，后进行焦虑情境的暴露训练；干预效果次之的是以团体治疗的方式进行两个疗程的面对面接触；团体干预中效果最低的是整合性的治疗。原因可能是整合式的干预方式的目标通常指向问题的多个方面的多个层次，比较复杂，不是短时间内可以完全掌握的，而且这种方法缺乏鲜明的取向和理念。

已有的研究结果显示，团体心理辅导对社交焦虑的干预效果很好。还有学者提出"团体干预特别适合人际问题"是团体心理辅导的四大特点之一。不过，也有学者认为，团体心理辅导较难深入处理每一个个体的问题，而且所需时间比个别干预要多，容易出现成员中途退出的情况。

（四）艺术疗法

近年来，艺术疗法越来越受临床心理学者的欢迎。艺术疗法是以绘画、音乐、舞蹈、雕塑、戏剧等艺术形式为媒介进行的心理辅导。王小露选取了96名患有社交焦虑的大学生为被试，将其随机分为实验组和对照组，对实验组进行音乐治疗。结果显示，音乐治疗可以调节大学生的情绪，降低大学生的孤独感，进而有效降低大学生的社交焦虑水平。杨莎用音乐疗法对30名存在轻微社交焦虑、人际适应能力差的初入职应届毕业生进行干预治疗，发现音乐治疗不仅能有效降低其社交焦虑水平，还能提升其理解能力与团体

---

① 来访者：专业术语中指到治疗中心或场所寻求治疗师帮助的人。

协作意识。万瑛采用奥尔夫团体音乐疗法对存在不同程度社交焦虑的大学生进行团体辅导，制定切实可行的奥尔夫团体音乐治疗方案并验证其成效。李珊珊采用书写表达对患有社交焦虑的大学生进行干预治疗，发现积极主题的书写能有效降低大学生的社交焦虑水平。毕玉芳从不同角度系统探测了曼陀罗绘画疗法对大学生社交焦虑的积极影响，提出曼陀罗绘画疗法能激发其潜意识的创造性，保护其自尊和提升其自我接纳水平。

三、综合疗法

综合治疗强调心理辅导与药物治疗相结合。适当的药物能迅速缓解社交焦虑的症状，强化心理治疗的效果；心理治疗的效果好，但所需时间较长，患者可以通过心理治疗学习掌握新的人际交往技能，提高社会适应能力，还能有效预防疾病复发。姜雪芹选择了52名青少年社交焦虑患者，随机将他们分为"团体心理辅导＋药物治疗组"和"单纯药物治疗组"，两组成员在年龄、性别、学历、病史及诊断等方面没有统计学上的差异。结果显示，"团体心理辅导＋药物治疗组"的综合治疗效果显著高于"单纯药物治疗组"。在缓解社交焦虑症状方面，药物治疗与心理治疗相结合的综合治疗是兼顾了时间和持续性的有效疗法。

第二章　戏剧治疗概述

第一节　戏剧治疗的定义

戏剧治疗是 20 世纪 50 年代在欧美国家发展起来的一门综合医学、心理学、戏剧表演学与社会学等理论与方法的新兴学科。顾名思义，戏剧治疗是戏剧和治疗的结合，以戏剧为媒介来改善患者的症状，促进患者的自我发展。

19 世纪中叶，戏剧治疗主要见于欧洲一些大型救济院和精神病院。当时的人们开始注意到来访者在舞台上比在医院更利于病情的好转。1921 年，精神科医生 Moreno 创立了心理剧（Psychodrama），这标志着戏剧治疗正式登上历史舞台。在心理治疗的过程中，Moreno 借助戏剧的力量治愈了许多患者，对戏剧治疗的发展做出了极大的贡献。但在借助心理剧进行治疗的过程中，Moreno 出于对治疗的重视，只使用了一部分戏剧的方式。与心理剧相比，戏剧治疗采用的方式更加丰富。要想正确区分戏剧治疗和心理剧的区别，核心在于全面理解戏剧的使用。

20 世纪 50 年代，戏剧教育学者 Peter Slade 首次提出"戏剧治疗"这一用语。曾经是演员的 Slade 对孩子们的游戏很感兴趣，在《儿童戏剧》中从身体和空间作用的关系方面提出对儿童发展所必需的理论和实际框架的理解，并将戏剧创造性地运用到儿童与成人的治疗中。他在他的论文 *Drama therapy as an aid to becoming a person* 中首次使用了"戏剧治疗"这个词。

1960 年左右，欧美学者将戏剧治疗从教育戏剧中分离出来。戏剧治疗摆脱了戏剧、剧院、医院或任何治疗机构使用的具有治疗性和教育性的戏剧教学，逐渐发展成为独立的个体，具有自己的特色。

20世纪70年代，英国和美国都成立了戏剧治疗协会，但对于"戏剧治疗"一词的理解，英美两国略有不同。美国的学者们认为，戏剧治疗只是心理治疗的分支，大部分戏剧治疗师都拥有心理治疗师资格证。全美戏剧治疗协会将戏剧治疗定义为"一种积极的、经验性的促进改变的方法"。戏剧治疗以让参与者说出自己的故事为目标，在解决问题、表达感情的过程中达到净化的效果。通过戏剧可以积极探索内在经验的深度和广度，并获得处理人际关系的技巧。参与者可以通过体验多样化的戏剧角色来强化自己固有的生活角色。在英国，大部分戏剧治疗师也拥有心理治疗师的资格证，但与美国相比，他们更加重视戏剧治疗的艺术性。英国学者认为在戏剧治疗中，相比精神分析，应该更重视人本主义和艺术性。英国戏剧治疗师协会将戏剧治疗定义为"一种治疗手段，用以协助人们去了解与纾解社会及心理上的难题，解决精神上的疾病与障碍。"

有学者进一步指出："戏剧治疗与其他创作性艺术治疗（艺术、音乐、舞蹈等）相同，都将创作性媒介应用于心理治疗上，而戏剧治疗最特别之处在于借用这些活动建立治疗师与来访者彼此之间的了解，以治疗为主要目的，而不是一种偶发性的活动。"可见，戏剧治疗是在治疗师有计划、有组织的创作性戏剧架构与规范之下进行的，其目的在于协助来访者达到心理与生理上的契合，建立对角色的认知，扫除情绪的障碍，并促进人们对环境的适应与人格的成长。

综上所述，戏剧治疗主要包括以下三个部分：第一，可以缓解参与者的精神及心理症状。第二，调节感情和身体的平衡，实现身心契合。第三，可以提高参与者的创造性、想象力、洞察力。

第二节　戏剧治疗的主要理论流派

一、Sue Jennings 的"体验—投射—角色"理论

Sue Jennings 是一位职业演员、舞蹈家，也是英国戏剧治疗领域研究成果最多的先驱者。20世纪60年代初，戏剧与教育发生了激烈的碰撞，一直

担任戏剧教师的Jennings也投身于戏剧教育中。在Peter Slade成果的基础之上，Jennings确立了教育戏剧在英国学校体系中的地位。Jennings以儿童的成长过程为基础，根据戏剧的发展阶段构建了"体验—投射—角色"体系。第一阶段为体验阶段，指个体出生第一年，此阶段是感官刺激的重要时期，婴儿们可以通过身体感知外部世界。第二阶段为投射阶段，处于此阶段的孩子们根据游戏来探索世界。第三阶段为角色阶段，是可以通过戏剧性游戏创造人物角色的阶段，还可以模仿他人。

将体验—投射—角色的不同阶段分别适用的戏剧治疗方法结构化，如表2-1所示。戏剧治疗中的体验是指通过身体来表现自我，如通过肢体动作、表情和声音来实现人际沟通。同时，各种感官体验能促进人对外部世界感受的灵敏度。即使在成年后，体验仍然占据了人生中较大的比例，特别是在进行体育竞技或者跳舞的时候。进入治疗阶段后，虽无法使来访者再次彻底地体验童年的成长阶段，但可以通过重现冲击性场景，让来访者体验当时的感受。在心理治疗的过程中，很多人会忽略并跳过体验阶段。事实上，应该安排大量的体验活动来应对参与者在治疗过程中感到压抑而中断的情况。

表2-1　适用于体验—投射—角色阶段的戏剧治疗

戏剧发展阶段	年龄发展阶段	可使用的戏剧治疗	
体验（经验） 感受/身体游戏 （sensory /physical play）	0～1岁 感官和身体反应	小型活动	手指游戏、身体性游戏、唱歌游戏
		现实规模	身体活动、舞蹈
		扩展活动	声音的发展、身体的发展
投射 投射游戏 （projection play）	3～4岁 幽默感、探索、 象征性游戏	小型活动	小型雕塑造型
		现实规模	身体/椅子的雕塑造型、画画
		扩展活动	巨型娃娃、巨型面具
角色 戏剧性游戏 （dramatic play）	5～6岁 模仿游戏、 角色游戏	小型活动	娃娃游戏、故事
		现实规模	角色扮演、戏剧化、即兴剧
		扩展活动	仪式、神话、大型戏剧

一般来说，行动容易诱发焦虑。因此，在治疗初始阶段，进行直接的体验活动更为合理。在治疗性介入中，参与者可以游戏为媒介，获得再次学习的机会。儿童的戏剧性游戏是戏剧治疗的核心，不能玩耍的孩子可能会面临严重的发育问题。戏剧治疗最重要的治疗手段是让参与者通过身体的动作和

声音来表达自己，这是一种非语义性的沟通方式。参与者通过体验阶段实现身体的再体验与再教育。戏剧治疗可以让参与者自己探索身体的体验感，进而找到合适的治疗方法。

投射是指个体依据其需要、情绪的主观指向，将自己的特征转移到他人或物体上的现象。儿童1岁时，对他人的认识还停留在把自己身体的一部分视为延伸的阶段，他／她的玩具或某种事物都属于投射范围。而1岁以上的儿童就已经从体验阶段进入投射阶段，象征化的特性得到了发展，成长到了探索外部世界的阶段。儿童们开始与自己身体之外的事物玩耍，这时就会产生投射或进行投射的游戏。投射游戏有画画、涂鸦、用画创作故事、黏土游戏、拼贴雕塑等。孩子们在玩投射游戏时，会利用各种材料来创造一个新的世界。

投射阶段分为初期投射阶段和二次投射阶段。在初期投射阶段，儿童利用各种媒介进行游戏，从而探索世界或表达对世界的认识。第二次进入投射阶段后，玩象征性的游戏不仅可以提高儿童的观察能力，还可以让儿童把自己的想法和感情投射到各种媒介上。戏剧治疗中的投射技法采用间接的方法和安全的方式，使参与者能够表达自己的内心世界。通过这种方法，参与者紧闭的心扉很容易被打开。投射技法让参与者从虚拟环境中发现自己的问题，然后为了修正所发现的问题，设定可转换的空间。投射在戏剧治疗中是与戏剧形式联系在一起的，能够帮助参与者通过外在的方式再现内心矛盾，并创造和发现矛盾。投射能瓦解参与者的自我防御机制，也是让参与者表现自己的最佳方法。从参与者扮演不同的人或事物的角度来看，与心理剧技法相比，投射技法可以说是分离性的。

角色相当于投射活动的下一步，是让参与者直接进行角色扮演的戏剧游戏。儿童们摆脱了借助众多媒介进行的表达，直接体验不同角色的人生。儿童们通过投射游戏已经熟知了在虚拟世界中创造的技巧，也做好了进入戏剧游戏世界的准备。从在游戏中演绎日常生活中的琐事开始，就开始了自我一体验的模式。儿童在演绎他人时，还可以从新的视角审视自我，开始换位思考，通过同一视角，发展自己的认同感。在儿童时期，角色扮演是通过游戏而实现的，在青少年时期，角色扮演是通过自己的人生经历而发展的，并根据外部环境具体化。到了成人期，角色将更加多种多样，通过这些角色可以连接外部和内心世界。让参与者扮演他人角色，可以强化他的认同感。角色的转换不但能让参与者更准确地理解他人的想法，还能使参与者提高感情投入能力。戏剧不是"我"而是"其他存在"，首先要认识到他人的感受，因此戏剧治疗与其他艺术治疗相比，更有助于人的社会性发展。

二、Robert Landy 的角色理论

Robert Landy 曾是一位专业的戏剧演员。他通过许多实践项目整理出了戏剧治疗的理论，并结合自己的心理学背景和戏剧教育背景，探索出戏剧的治疗特性。

（一）角色分类

Landy 收集了从古希腊到现代的 600 余部戏剧作品，他对这些作品中的角色类型进行了归纳整理，共总结了 84 种角色类型与 75 种角色附型，确立了戏剧治疗中的角色模型理论。这些角色分为社会学中的身体、认知、情感、社会、精神、美学 6 个领域。其内容如下。[①]

1.第一范畴：身体的

（1）分类依据——年龄。

①角色类型：儿童。

②角色类型：青少年。

③角色类型：成人。

④角色类型：老人（祖父母）。

角色附型：好色之徒。

（2）分类依据——性取向。

①角色类型：去势的男子（被阉割的男子）。

②角色类型：同性恋者。

③角色类型：性倒错（异装癖者）。

④角色类型：双性恋者。

（3）分类依据——外表。

①角色类型：美女（见纯真与荒淫）。

角色附型：诱惑者（女或男）。

---

① 罗伯特·兰迪著.戏剧治疗：概念、理论与实务[M].李百麟，吴士宏，吴芝仪，等，译.台北：心理出版社，1998：109-116.

②角色类型：野兽（见肢体障碍与魔鬼）。

角色附型：纯真的野兽。

③角色类型：凡人（见中等阶层、迷失者、凡人及反英雄）。

（4）分类依据——健康。

①角色类型：心理病患／疯子或疯婆子。

②角色类型：肢体障碍或变形者（见野兽）。

角色附型：特异的变形者。

③角色类型：愚病者。

④角色类型：医生。

角色附型：密（庸）医。

2.第二范畴：认知的

（1）角色类型：笨蛋。

角色附型：不贞者、私通者。

（2）角色类型：智力障碍者。

角色附型：捉弄人者（见仙女）。

角色附型：与存在有关的小丑。

（3）角色类型：暧昧不明者。

角色附型：令人讨厌者。

角色附型：替身。

（4）角色类型：批评者。

（5）角色类型：智者（见梦想家）。

角色附型：聪明者。

角色附型：假聪明／空谈者（见笨蛋）。

角色附型：与存在有关的小丑。

3.第三范畴：情感的

（1）分类依据——道德。

①角色类型：纯真、无邪（见儿童与美女）。

②角色类型：恶棍。

③角色类型：骗子（见野兽、荒淫者与恶魔）。

④角色类型：道德者（见纯真）。

角色附型：伪君子。

角色附型：理想主义者。

⑤角色类型：荒淫者。

角色附型：玩笑者、放荡者。

角色附型：奸夫淫妇。

⑥角色类型：受害者。

角色附型：殉道者、烈士。

角色附型：自利型殉道者。

⑦角色类型：机会主义者。

⑧角色类型：顽固乖僻者。

⑨角色类型：复仇者。

⑩角色类型：助人者。

⑪角色类型：大老粗。

⑫角色类型：守财奴。

⑬角色类型：懦夫。

角色附型：吹牛者／吹牛战士（见自恋者）。

⑭角色类型：寄生虫。

⑮角色类型：幸存者。

（2）分类依据——情绪状态。

①角色类型：行尸走肉。

角色附型：迷失者（见被放逐者）。

②角色类型：不满现状者。

角色附型：好批评者。

角色附型：泼妇。

角色附型：叛逆者。

③角色类型：恋人。

角色附型：自恋者／自我主义者（见吹牛者）。

④角色类型：忘形失神者。

4.第四范畴：社会的

（1）分类依据——家庭。

①角色类型：母亲。

②角色类型：妻子。

③角色类型：丈母娘、婆婆。

④角色类型：寡妇／鳏夫。

⑤角色类型：父亲。

⑥角色类型：丈夫。

⑦角色类型：儿子。

角色附型：逆子／叛道者。

角色附型：不孝子／浪荡子。

⑧角色类型：女儿。

角色附型：叛逆女儿／叛道者。

角色附型：不孝女／浪女。

角色附型：受难女儿／受害女儿。

⑨角色类型：姊妹。

角色附型：叛道之美／叛道者。

⑩角色类型：兄弟。

角色附型：叛道兄弟／叛道者。

⑪角色类型：祖父母（见年长者）。

角色附型：衰老者或疯癫老人。

（2）分类依据——政治／政府。

①角色类型：反动者。

②角色类型：保守主义者。

③角色类型：和平主义者。

④角色类型：革命者。

⑤角色类型：州长、首长。

⑥角色类型：部长／顾问／议员。

⑦角色类型：官僚者。

（3）分类依据——法律。

①角色类型：律师。

角色附型：贪婪的律师。

②角色类型：法官。

角色附型：不道德的法官。

③角色类型：被告。

④角色类型：陪审员（见合唱团）。

⑤角色类型：（目击）证人。

⑥角色类型：刽子手／检察官。

（4）分类依据——社会地位。

①角色类型：底层者（见贱民、被放逐者）。

②角色类型：工作阶层：劳动者、工人。

角色附型：粗鲁的工人。

角色附型：革命工人。

③角色类型：中产阶层。

角色附型：新派。

角色附型：商人／营业推销员。

④角色类型：上流阶层。

角色附型：工（商）业家／企业家。

角色附型：名流人士。

角色附型：富人的仆佣。

⑤角色类型：被放逐者、贱民（见迷失者与底层者）。

⑥角色类型：合唱团、群众声音。

（5）分类依据——权威当局和权力。

①角色类型：战士。

角色附型：兵士、军人。

角色附型：懦夫、懦弱战士（见吹牛者）。

角色附型：暴君。

②角色类型：警察。

③角色类型：杀手。

角色附型：自杀者。

角色附型：弑母者、弑长者、弑婴者、弑手足者。

5.第五范畴：精神的

（1）分类依据——自然界。

①角色类型：英雄。

角色附型：超人。

角色附型：反英雄（见迷失者）。

角色附型：后现代式反英雄。

②角色类型：梦想家（见智者）。

③角色类型：正常、传统、正当人。

角色类型：信奉正统基督教派者。

角色附型：苦行（禁欲）者（见贱民、被放逐者）。

④角色类型：不可知论者。

⑤角色类型：无神论者。

角色附型：虚无主义、无政府主义者。

⑥角色类型：牧师、传教士。

角色附型：不道德的传教者。

角色附型：堕落的精神领袖。

（2）分类依据——超自然界。

①角色类型：神／女神。

角色附型：机敏、俏皮的神／女神。

角色附型：太阳神／女太阳神。

角色附型：基督徒、圣人。

②角色类型：仙女（见智力障碍者）。

③角色类型：恶魔（见野兽与骗子）。

角色附型：撒旦。

角色附型：死神。

④角色类型：魔法师。

6. 第六范畴：美学的

（1）角色类型：艺术家。

角色附型：表演者（见美女与自恋者）。

（2）角色类型：梦想者。

（二）理论解析

Landy 认为这 84 种类型的角色不仅源于戏剧作品，其原型还能在日常生活中找到。角色分类法是一种系统地观察生活、戏剧、治疗过程中可供扮演的众多潜在的角色的方法，按照特质、明显的特征或功能来对这些角色类型加以区分。例如，英雄是勇敢的，骗子是狡诈的，恋人是浪漫的，儿童是天真的。一些单纯的角色类型可以通过数个简单的特征来进行区分；而较复杂的角色类型，可能需要较复杂的属性。同一角色类型也有相互矛盾的特质，所以需要创造出附型来。

角色阶段主要有"角色扮演""角色取替""角色演员"三个环节。在演绎角色的过程中，要协调内心矛盾，同时形成角色系统。角色系统是指个人内在的角色整合体，也就是指一个由各种角色人格整合成的人格。它虽然无法直接被观察到，但可从日常生活中所扮演的角色推论得出。就像戏剧演员有能力创造自己丰富的角色库，日常生活中的演员也有能力在角色领域中完成一系列的角色，甚至有些角色的存在是相互矛盾的。角色系统实际上是人格的再现，不仅包括进入意识层面、随时可上演的角色，也包括受心理、社会和环境影响而不那么容易上演的角色。当人们在社会环境中试用某种角色，并创造出新的角色来建构其修正过的本体时，角色系统便出现了。角色系统还包含了一些非后天习得而是遗传与文化环境所赋予的角色。如果是积极健康的人，他不仅拥有完善、流畅的角色系统，他的各部分角色还能够相互契合，容忍矛盾的存在。如果是角色系统整合性较差的人，角色与反角色的并存会产生过度的不一致，而将反角色从意识中排除，而被排除的角色就会受到抑制。根据 Carl Jung 的理论，这种角色将成为影子，在心灵暗处发挥作用而不被意识所察觉。

角色技法主要有三种形态，即"角色""反角色""向导"。无论是领域间还是领域内的角色都不是成双成对、彼此对立的。每一种角色都可以和角色分类法中的其他角色相联系，从而形成反角色。根据 Jung 的平衡观念，角色理论设计了连接角色与反角色的第三种戏剧形式——向导。在结构上，角色理论概括了很多古典史诗和悲剧的形式。最基本的结构是一位英雄（主角）出发远行；一个坏人，常称之为反派角色，阻挡英雄的去路；还有一个向导类的人物，会引导英雄克服重重障碍。角色理论中，向导是一个将角色和反角色结合在一起，提供、整合可能性的过渡性人物。就像史诗剧中，向导能够帮助主角克服心灵上的障碍，克服内心的抗拒与恐惧。戏剧治疗师可以在治疗初期扮演向导的角色，代替求助者生命中较弱的向导发挥作用，直到求助者能内化这种能力，最终引导自己走向康复。

Landy 提出角色法的基本过程要经过以下 8 个步骤，不过它们之间未必是通常的直线发展：①召唤角色；②命名角色；③演出／处理角色；④探寻角色与反角色和引导者之间的关系；⑤反思角色扮演——发现角色所固有的特质、功能和风格；⑥联系虚拟角色与现实生活；⑦整合角色，形成良好的角色系统；⑧社会榜样——发现求助者通过角色的行动影响社会环境中其他人的方式。[①]

戏剧治疗的临床实践通常从暖身活动开始，相当于舞蹈演员或运动选手上场表演前的热身，鼓励求助者个人或团体召唤或引发角色，然后为其命名。命名会让角色更加具体，为发掘其特质和功能做铺垫。第三个步骤是创作故事，用戏剧性的语言或动作将故事呈现出来，能让求助者更容易发现反角色和引导角色。紧接着是反思角色扮演、联系虚拟角色与现实生活阶段，这是对演出的反思，主要反思角色的虚构部分，挖掘角色的特质、功能、情绪的意义和寻找角色与求助者真实生活的联系。反思之后，进入更深入的讨论，戏剧治疗师帮助求助者发现角色之间的联系以及进行所有角色的整合。最后，求助者以新角色的行动为他人树立社会榜样。

在 Landy 的戏剧治疗理论中，"距离化"是非常重要的概念。"距离化"是指脱离两个极端的平衡点。Brecht 在史诗剧场中提及的距离化侧重于"过度距离化"，是一种思考远离情感、演员远离角色、观众偏离所期望的反应等的现象。以 Brecht 的观点来看，这样就不会发生情绪宣泄作用，过去的情绪经验不会被再次激发，而是会得到洗涤，所以，也不能重建平衡与接纳身份。Landy 的观点与 Brecht 的有所不同。Landy 的"距离化"意味着通过精神与思想的均衡，实现健康功能。日常生活中过度距离化的互动特征可能是交谈时身体维持一定距离，以分析及高度理性的方式对话，以及小心翼翼地不去触及情绪性话题，也不认同彼此。过度距离化的人在自己与他人间建立了一个严格的界限。然而，当他重建自己的意象世界时，会将思想与感受投射到他人身上，而将别人当成自我的反映。过度距离化者可以被视为严谨、过度控制、不连贯与疏离的。然而，他的角色库十分有限，也许只能僵化地扮演一个角色。

过度近距离化不仅在互动方式上与过度距离化相反，与他人在身体和情绪上缺乏界限感、有高度的同理心和明显的角色融合现象，还常常自认为在反映他人的行为，容易认同他人而丧失自己与别人之间的界限。过度近距离

---

① 罗比特·兰迪.躺椅和舞台：心理治疗中的语言和行动 [M].彭勇文，邹锐，卞茜，等，译.上海：华东师范大学出版社，2012：96.

化者一般具有多愁善感、窘迫、情绪缺乏控制的特点，其角色库过于复杂，且扮演角色时界限不清。

距离化典范的核心要素是追求过度距离化与过度近距离化两种极端间的平衡点。个人不仅要能够思考、感受，还要能找到身体、情绪与理性的舒适平衡距离。此时，个人与他人、个人与其角色人格、角色与角色间都有清楚的界限。戏剧治疗可以通过距离化让参与者挑战新的角色，在现有的角色扩张过程中寻找平衡，从冲动和抑制中解放出来。

三、David Read Johnson 的发展转化法

David Read Johnson 在发展理论的前提下，创立了适用于戏剧治疗发展的方法论——发展转化法。Johnson 将发展转化法定义为"在游戏空间中身体的相遇"，主要由身体、相遇、游戏空间三个部分组成。发展转化法以角色扮演为媒介来促进表演，进而激发来访者的自发性，鼓励来访者持续地从某一角色转换到另一种角色，让他远离平常的惯性行为方式，挖掘更深层次的自我。发展转化法是建立在戏剧表演创始人 Viola Spolin 与戏剧家 Jerzy Grotowski 关于戏剧的构想之上的。Spolin 在其著作《戏剧的即兴创作》中提道，即兴表演技术不仅能用于演员的培训方面，还能在教育与娱乐方面发挥作用。此书中的内容也为发展转化法中从声音和肢体动作练习开始的即兴方法提供了重要的理论依据与技术参考。戏剧家格洛托夫斯基在创作中常用的悲剧面具艺术是视表演过程中的身、心、灵为一体，这也与 Antonin Artaud 所提出的模式一致。

Grotowski 在进行戏剧排练时，会让演员做大量身体、心理和精神的练习，以帮助他们穿透面具和谎言。他曾这样表达这种训练能带来的作用：

戏剧……确实为我们所谓的整合提供了机会，那就是抛弃面具、街楼真实的本体——身心合一……在此，我们可以看到戏剧对现代文明社会中的人们的治疗功效。[①]

Johnson 注意到了 Grotowski 的"贫困剧场"，即精简演员、观众和两者之间的相遇，没有过多的舞台布景、灯光、面具、服装，甚至台词。因此，Johnson 将自己的戏剧治疗戏称为"贫困戏剧治疗"。Johnson 戏剧治疗中的

---

① Grotowski J. Towards a poor theatre [M].New York: Simon & Schuster, 1968: 255-256.

"贫困"是指治疗师摒弃任何一种理论框架或观点的束缚，认真体会与来访者的相遇。

发展转化法的核心原理是"存在是不稳定的"，因此约翰逊认为人类生活的这个世界是在不断发生变化的，并且假定人类也不是固定的存在，即这一方法的核心是转化。约翰逊认为体现（embodiment）、相遇（encounter）、游戏空间（playspace）为发展转化法最重要的三个概念。

体现主要有四种形式，每一种都代表了来访者身体和治疗师身体或团体中其他成员身体的更高水平。第一，作为他人的身体（body as other）。在这种情况下，个体把自己的身体视为他人关注的物体。在这种水平上，人们是根据外在因素（种族、民族、外表、行为举止等）来区分的。第二，作为人格面具的身体（body as persona）。在这种状态下，个体把自己的身体视为具有个人全部特征的整体，且属于自己。第三，作为欲望的身体（body as desire），个体和另一个人在十分亲密、具有深刻感情的层面上发生关联。身体成了幻想、吸引和排斥的根源。在这一阶段，个体既能感受到他人的支持，又能感受到对他人的恐惧。第四，当下的身体（body as presence），也可称之为深层的游戏。在这种基本的存在状态下，个体与他人发生关联，彼此都能意识到对方的存在，但都没有改变对方的愿望和要求。

在这里，游戏空间是开展治疗活动的基础。治疗师和来访者都会参与到对方的即兴表演中来。来访者在进行思想和情感体验后，会发出声音、做出动作等，在自由的即兴剧中改变自己原来的想法和感情。这种变化甚至会影响到其他场面的变化、人格和行为。这时，治疗师应该作为领路人和来访者的游戏对象，做出创意性和自发性的反应，让来访者表现自己，继续自己的旅程。

和贫困剧场一样，发展转化法能够消除自我和他人、来访者和治疗师的本质关系间的所有障碍。这种关系就是"相遇"。Johnson 认为，治疗师在相遇时成为来访者的戏剧表演客体，来访者则是治疗师的文本。治疗师的根本任务就是让来访者自发地将自己的根本问题呈现出来，并采用合适的方式出演来访者所要求的所有角色。而且治疗师也可以选择变换相遇的方式，通过走进房间中用物品围成的见证圈来见证来访者的表演。

发展转化法可以运用在个人治疗或集体治疗中。但这两种治疗形式在操作上存在一定的差别。发展转化法是将个人治疗过程中"镜像"和"呈现"

两种介入方法综合了起来。镜像是指治疗师和来访者一起行动、互相模仿对方的行为。呈现具有忠实呈现、紧急呈现、分离呈现三种形态。忠实呈现是指选择与来访者戏剧性行为相对应的角色；当在现实情境中发现矛盾时，治疗师就进入创造新形象的紧急呈现；为了让来访者体验新的感情，可抓住细小差异进行分离呈现，从而使治疗师和来访者再次陷入戏剧性情境。集体治疗的原理与个人治疗一致，但要考虑集体的复杂性。

Johnson 的诊断工具为"诊断性角色扮演测验"。诊断性角色扮演测验的第一版要求来访者扮演祖父母、流浪者、政治家、教师和情人五个角色，并提供很多小道具来帮助来访者完成角色扮演。诊断性角色扮演测验的第二版则给来访者这样一段指导语："我将要求你进行三个场景。每个场景结束之后，我会问你一些问题，请你用自己所希望的方式表演三个场景中的任何一个。当你表演结束时请描述，这个场景让你想起了什么或想起了谁。"

治疗师可以从自发性、超越现实的能力、角色库、场景的组织、场景戏剧性内容的模式、表演的态度、角色扮演的方式几个方面来对来访者进行评估，同时需要注意观察来访者建构的空间、表现人物和角色的能力、再现的媒介、人物和布景的复杂性、人物之间的互动作用以及情感表达的程度。

在利用发展转化法进行治疗时，需要在房间例放置地毯、枕头和一个小的见证圈。在治疗开始前先做一些热身运动，然后引导来访者进行即兴表演。这时，一种意象或场景就会不断出现在来访者和治疗师的身体动作上。随着故事情节的展开，彼此都可以启动并转换新的意象或场景。在治疗开始时，治疗师只依靠来访者提供的意象，利用一系列技术推进表演和转化。治疗过程结束后，治疗师离开游戏空间，留下来访者一个人回顾反思，治疗师一般不鼓励任何语言讨论。Johnson 对发展转化法的治疗目标是这样描述的："不再另外安排时间来进行言语性的评论，这是与治疗的总体目标相一致的，我们的整体目标是专注于此时此刻，而不是获得内省。"发展转化法不同于角色法包含热身、表演、完结三个结构，它类似于经典的精神分析的自由联想法，鼓励来访者进行自由流动变化的想象。在临床实践上，发展转换法与自由想象法的不同之处在于，发展转化法并不进行言语和心的反思，因为它的治疗目标并不是获得内省。发展转化法的独特之处还在于，治疗师与来访者在游戏空间中会用一种非常有意义的方式来改变两者的关系，这也改变了通向健康的途径。

四、Renée Emunah 的五阶段理论

Renée Emunah 于 1979 年在美国联合学院研究所获得临床心理学博士学位，其主修剧场艺术与临床心理学，于 1982 年取得戏剧治疗师资格证书。她曾任国际专业类重要期刊《艺术心理治疗》的主编和美国戏剧治疗协会会长，而且她还是加州整合研究学院心理咨询系戏剧治疗课程的创办人。Emunah 在医院和剧场积累了丰富的戏剧治疗临床经验，并创造了戏剧治疗五阶段理论，是最早致力戏剧治疗研究的重要学者之一。

Emunah 的五阶段理论主要集合了精神分析、行为主义、人本主义三种心理学流派的主要原则与价值，并结合戏剧性游戏、剧场、角色扮演、心理剧、戏剧性游戏五个主要元素整合戏剧治疗的架构。

Oscar Wilde 曾这样说道："人类要做自己的时候，最不像自己。当你给他一个面具，他便尽诉真言。"① 这句话高度肯定了戏剧治疗的价值。戏剧角色与性格就像一个面具，具有保护和宣泄的功能，隐藏在现实生活中的角色能够借助这个面具获得表达的机会。Erving Goffman 认为，因为表达是危险的，所以伪装时呈现的东西可能比所隐藏的更多。剧场里的伪装是戏剧治疗师进行心理治疗的秘密武器，面具能帮助来访者挖掘自己内心深处最真实的想法。剧场里的狂想空间并不是引导个体逃避现实，而是引导个体面对现实。从不同的角度看，剧场可以被视为戏剧性游戏的延伸。相较于戏剧性游戏，剧场中的角色与自我的区别比戏剧性游戏更为明显，更强调角色与场景的有序发展。

戏剧治疗的基础是尝试扮演不同的角色。戏剧治疗初期包括了戏剧性游戏和戏剧事件，治疗早期所扮演的角色大多是虚构的，治疗后期则较多取材于真实生活中的经验。不管是哪一种扮演，都能够提高来访者扮演不同角色的能力、审视自身的能力和增强与他人的联系感。提高自我觉察的能力和角色觉悟力是得到自由和转化的前提。人是一个复杂的综合体，面对不同的人会表现出不同的自己。青春期是寻找身份认同的时期，青少年们自然会成群

---

① Ellmann R.The artist as critic: critical writings of oscar wilde [M]. New York: Random House, 1969: 389.

结队，这也是了解自我与他人的一种途径。在拥有成熟人格的成年期，人们常常会与和自身本质迥异的群体中的某些人成为好友，这也有助于他们面对不同的"自己"。

早期的心理剧是将剧场作为治疗方法的媒介。当呈现生命戏剧时，主角与观众都会重新经历事情发生的场景，从而达到净化情绪的目的。心理剧经常处理痛苦的记忆，也会引发童年创伤、未解决的矛盾、生命的两难抉择等沉重情绪。根据亚里士多德的观点，观众可以通过目睹悲剧而使心灵得到净化。心理剧中的角色扮演和角色互换旨在借由扮演其他人而能设身处地地看问题，增加对他人的了解和产生同理心。更重要的是，这个过程能帮助来访者了解自我与他人的异同，从而与他人产生紧密的联系。心理剧具体的呈现过程，就像演绎自己内在的灵性的过程，这个过程能够过渡到神圣的戏剧性仪式。

在早期社会，戏剧与治疗密不可分，我们的祖先借由戏剧性仪式来消除焦虑、象征希望、庆祝喜悦之事、为生命中的重要事件来临做准备、增强控制感与能力；举行戏剧性仪式也能团结力量，增强个人与大自然的联系，让社群更和谐。人类学是戏剧治疗的重要源流之一。象征与隐喻的语言能超越文字限制，传递感受与经验的多重意义与角度。治疗性仪式可以将情绪、心理与灵性、个人与宇宙、世俗与神圣具象化地表达出来，并提供表达与驱逐负面力量，以及确认与赞颂正面力量的工具。

在长期的戏剧治疗过程中，Emunah从戏剧的内容及性质角度检视来访者和疗程，并提出戏剧治疗的五阶段理论。第一阶段受戏剧性游戏影响；第二阶段受剧场影响；第三阶段受角色扮演影响；第四阶段受心理剧影响；第五阶段受戏剧性仪式影响。从互动式戏剧性游戏进入戏剧场景，到真实事件的角色扮演，再到探索深层问题的心理演出高峰，最后以仪式作结尾。各阶段的名称如下：①戏剧性游戏；②情景演出；③角色扮演；④演出高峰；⑤戏剧性仪式。[①]

第一阶段戏剧性游戏的重点是建立一个安全而有趣的环境，为日后的治疗奠定基础。这个过程包含创造性的游戏活动、即兴剧、互动游戏以及结构化的剧场游戏等。这些活动具有身体活动和人际关系活动的功能。不仅能够

---

① 蕾妮·伊姆娜.从换幕到真实：戏剧治疗的历程、技巧与演出 [M].陈凌轩，译.台北：张老师文化事业股份有限公司，2006：81-82.

为个人和集体带来暖身的效果，还能够增强求助者的自信心和自尊心。第一阶段属于帮助求助者调整状态的部分。此阶段致力于寻找求助者的表现、玩乐、创作、自发性、幽默和有生气的一面，并给予鼓励。这些元素可以帮助求助者发展自己的力量，帮助他们接受之后较痛苦的治疗过程。在第一阶段，治疗师与求助者、个人与集体成员之间的信任逐渐形成，求助者可以包容自身或他人，从而形成集体凝聚力，这是决定集体治疗成功的关键。集体成员之间的关系将慢慢发生变化，而戏剧在此过程中给予有力的支持。在以语言为主的传统治疗过程中，集体成员会感到不自然与无言以对，但在戏剧治疗过程中不会出现这样的问题。戏剧是一个集体成员互相合作的艺术形式，第一阶段的主要目的是让成员在信任的基础上进行团体创作。另外，还要培养成员的自发性。自发性是即兴表演的主要因素。不具备自发性的人总被过去或未来所困扰，而忽略最重要的当下，习惯用旧的方式面对新环境。而具有自发性的人可以了解和表达自己内心最深的渴望，不会被他人的期望所困扰、阻碍。戏剧性游戏能够让来访者变得有自发性，让成员间产生互动。来访者会凭借象征性、创造性以及合作方法，出演他们最关心的个人议题或社会议题，这样来访者就能自然地进入想象世界。

第一阶段的戏剧性游戏发展至第二阶段就成为戏剧场景，开始拥有不同的角色。此阶段的情景演出大多是即兴表演。这个概念源于剧场，技巧和模式跟剧场活动十分相似，其中也会根据治疗目的进行一定程度的调整。虽然参与者们没有演戏的经验，但在安全的环境下，谁都可以通过话剧表现自己。这一阶段的不同角色和场景可以让求助者尝试新的角色和新的行为模式，并获得经验。超越自我，扮演与日常生活中不同的角色，可以帮助求助者释放内、外部的限制。第二阶段的主要目的在于让来访者自由自在地表现自己，并提供扩展角色的可能性。在戏剧这一安全的空间里，治疗师以隐喻的形式帮助来访者进行自我告白，从而使来访者更能够表现出真实的自我。在团体成员之间、成员与治疗师之间的信任形成并得到巩固后，求助者对戏剧的防御机制就会逐渐减弱，更容易有意识地进行自我告白。

第三阶段最重要的特色是戏剧的引用，从想象的情节进入真实的情境，参与者可以通过戏剧展现自己的真实生活，呈现和审视正在面临的困境、冲突与关系。在这一阶段中，戏剧和实际生活之间不过是"纸上的距离"。在虚构的戏剧场面中能够看到真实的思想，这正是戏剧具有疗愈效果的原因。

因此，戏剧舞台成为"真实世界"的安全实验室，在这种虚构的世界里，求助者可以面对困境、尝试新的方法、为现实生活做准备，也不用担心后果。例如，练习工作面试、对现实里的重要人物表达感受、向愤怒的对象发泄愤怒情绪。团体成员之间的关系也是这一阶段的重要主题。通过将事件戏剧化及进行后续讨论，求助者能更深层次地认识到自己在现实生活中扮演的角色和与他人交流的方式。在舞台上，日常琐事会被放大审视，求助者在这里可以看到自己在现实生活中无法做到的事情。戏剧提供的距离感可以提高求助者的自我反省能力。求助者在这个阶段不仅能演自己，也能扮演生命中的其他人。在扮演他人的时候，求助者能从他人的角度更清楚地理解他的反应及动机，并能够消化自己多样的角色及整合他们之间的关系。

审视现实生活中的角色、关系、冲突可以让求助者进行更深层次的反省，此时可进入第四阶段，即演出高峰。本阶段的概念来源于心理剧，但有一定的差异性。首先，求助者在进入演出高峰时，已对戏剧有了一定程度的了解，团体成员间已经建立了高度的信任感，因此演出高峰的内容并非凭空出现，而是经历了之前阶段后得出的结果。之前阶段的经历使演出高峰变得更加深刻、丰富、细致。演出高峰是集体治疗的高潮部分，再加上独白、自我告白、分享等，使求助者的自我洞察力进一步加深，使他们压抑的情绪找到了宣泄的出口，达到净化心灵与情绪的目的。这个阶段从以下这些方面运用戏剧：第一，事件重演，即让求助者重新体验事发当时的感受。事件发生时，求助者因为害怕表现感情后无法承受可能会受到的惩罚，所以抑制住自己的感受。戏剧治疗可以让求助者在治疗过程中传达比语言更细腻、更复杂的信息，这对治疗也有很大的帮助。第二，戏剧化使信息传递变得更直接、更灵活，有助于治疗时团体成员产生同理心。第三，戏剧将内心问题外化。

经过第四阶段的演出高峰，戏剧治疗进入第五阶段，这一阶段是协助求助者消化和整合之前的经验，将戏剧治疗中的转变泛化至日常生活中。这个阶段的概念来源于仪式，特别是戏剧仪式。在治疗过程中引发的强烈感情和集体成员之间形成的亲密感很难用语言来表达，而戏剧性仪式能够更好地传达其中微妙而复杂的感情。通过图像、隐喻、故事、节奏、诗和动作等创作来回顾团体，让团体有机会表达治疗过程中较少探索的一点——灵性。这是指求助者揭开潜在意识的面纱，看到未曾知晓的自己，将痛苦转化为艺术的过程。戏剧治疗过程中，在见证他人、反思自己及与团体分享时，都能发生具体可见的变化和行为的内在转化。在本阶段设计的终结仪式中，治疗师可以帮助求助者整理过去和引导未来的道路。

五、朴美利的感情理论

朴美利是韩国戏剧治疗届的泰斗级人物，是韩国戏剧治疗协会第一届会长。朴美利在长期的理论研究与临床经验总结的基础上，提出戏剧治疗的感情理论，以此丰富了戏剧治疗的理论。

感情理论戏剧治疗指以感情为基础进行戏剧治疗，即将介入诊断和治疗过程的所有标准设定为"感情"。日常生活中出现的感情可以帮助人们经营自己的生活。以这些感情为中心进行的治疗过程不仅能够帮助求助者认识自己的感情问题，还能准确地把握住引起消极情绪的本质原因，也能让人们阶段性地体验感情的流动，从而帮助人们走上幸福的道路。

戏剧治疗的所有诊断和评价过程中都存在着感情，戏剧中的角色和感情是不可分割、紧密联系在一起的，虽然感情看不见，但是可以表现在行动上。用行动表现感情的方式是雕塑造型，这也是表现所有事物的工具。其优点是，无论对象是谁都可以轻易接受，在不知不觉间自己的内心就会暴露出来。雕塑造型在戏剧治疗中被认为是正确有效的评价工具，因此它常常出现在治疗过程中。如果将感情用雕塑表现出来，就可以检查单一的感情或同时检查多种感情状态。

为了了解整个过程的趋势和形成这一过程的具体因素，有必要对感情进行分类并掌握各个感情类型。根据东方哲学思想，感情大致可以分为七类。但在戏剧治疗中，比起感情的分类，如何用身体来认识感情更重要。在东方传统文化中，"我"就是指"身体"，即肉体与精神合一的身体。孟子认为心的本质是气，这是建立在身心合一的基础之上的。在东方，戏剧治疗需要重视身体与心理的联系。

四端和七情是东方思想中感情发展的基础。四端是指恻隐之心、羞恶之心、辞让之心、是非之心。这是礼义廉耻的根源。恻隐之心是仁的极致，羞恶之心是义的极致，辞让之心是礼的极致，是非之心是智的极致。七情是指喜、怒、忧、思、悲、恐、惊。四端是人的天性，七情则是人们在生活中用行动表现的感情。人们要通过七种感情，去认识和把握四种基本的人性。在戏剧治疗中，感情是一种认识工具。但是，感情不能被经验性的内容所左右，而应从意识的根源以自发性的力量产生，这才是"纯真的感情"。如果感情分为纯真和非纯真，那么在现实中我们会先与非纯真感情相遇，这种情感可以让我们清楚地认识到人性（图2-1）。

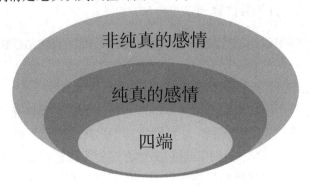

图2-1　感情的层级

人物和角色的关系类似于非纯真感情和纯真感情的关系。要想使人物很好地扮演其角色，既要正确了解角色的象征性、普遍性意义和个别人物的特性，也要了解非纯真感情及内心深处的纯真感情，了解的过程就是感情理论戏剧治疗的过程。为此，应把感情分为多种形态。

感情体验的顺序和干预进行的具体方式十分重要。从整体过程看，感情从悲伤开始，就要一悲伤结束。根据求助者的情况，感情体验的顺序也不一样，而悲伤是认识感情问题的出发点，也能够帮助确认问题是否得到解决。

感情理论戏剧治疗的进行方式分为个体治疗与团体治疗，这意味着其把整个过程作为一条贯穿始终的线，并且从侧面体验各自的感情，与自己真实的感情会面。整个过程有两种体验方式，一种是依次体验感情，另一种是逐步加深或渐进地经历类似的感情。无论哪种方式，一般都是从悲伤的感情体验开始。但感情理论戏剧治疗以愤怒为出发点的效果更好，特别是对于青少年，最好由体验愤怒开始治疗过程，这能够促进信赖关系的形成。

感情理论戏剧治疗要灵活运用悲伤的感情，并结合愤怒的感情体验。在经历对立的感情后，再进行其他感情的探索，在此过程中，能够体会到其他类似的情感。例如，按照"愤怒—悲伤—安慰（幸福）—埋怨—愤怒—自我厌恶—爱"的顺序。这与Landy提出的角色并存一致：在角色体系中，如果各种角色之间保持理想的平衡，即在与不道德的感情斗争过程中变得诚实，在与无力感和烦恼斗争的过程中成为幸存者。只有掌握了适应这种角色并存状态的方法，才能达到理想的平衡。在戏剧治疗的过程中所要体验到的情感的顺序如下：

悲伤（自我怜悯）—愤怒（埋怨／恐惧）—自我厌恶（羞耻感／罪责感）—爱（希望）—悲伤（利他的）。

不是所有的治疗都必须经过同样的程序、经历所有的感情。根据求助者的情况，感情体验的顺序也有可能发生变化，而且在短期治疗中，只需体验一两种感情，但是要注意以下几点。

第一，悲伤和愤怒需要一起体验。

第二，只体验某一种感情时，也需要伴随与爱和幸福相类似的积极感情的体验。

第三，长期疗程中，依次体验感情会更有效。

第四，利己的悲伤需与利他的悲伤连接在一起。

第五，如果只体验某一种感情，则一定要体验悲伤。

第六，变化的契机是在自我厌恶的感情体验中实现的。

第七，要体验某一种感情，需多次反复体验或扩展至其他类似的感情体验。

感情理论戏剧治疗的目标是培养自爱的能力。首先，自我怜悯中的悲伤是将情绪和认知的动态方向转向自己。其次，愤怒是将自己的感情转嫁给他人。这里也包括对自己的愤怒，而自我厌恶正是愤怒的极大化，这也是治疗过程中的过渡时期。在这样的治疗过程中，求助者在不知不觉间经历了"镜像转移"和"理想转移"以及体验了最初的挫折感。真正的自我厌恶可以使人确信所有问题的根源在于自己。因此，经历这一阶段后，求助者才能体验到爱，一个人如果能够爱别人，那么他也是能够被爱的人。只有这样才能使求助者认识到什么是幸福，什么是梦想和希望。

六、治疗性公演理论

韩国戏剧治疗学者李庆美把戏剧大体分为艺术和治疗两个层次，将"治疗性演出"定义为"标榜戏剧治疗层面的演出"。郑善雅将"治疗性演出"定义为"在戏剧治疗内进行的演出方式"，是将戏剧治疗的结构运用到演出上，进行变形的演出的一种演出类型。另外，金智善认为"治疗性的演出本身就是演员自己治愈自己、观众自己治愈自己的治疗性旅程"。

在治疗性公演中，导演首先是治疗师，大部分时间又是演出的引导者，如有需要，也会参与其中成为演员，或者在一定距离之外成为静默的观察者。导演、观众、演员在治疗性公演中都有自己的角色意义，他们相互影响、相互作用。戏剧产生于矛盾的人和事中，是在特定时间和空间内的"我"和"非我"的分离。这种戏剧性矛盾在剧场中更容易被引发，演员扮演的就是非我的角色。观众参与其中的戏剧演出不仅是一种群体性活动，还是一种心理体验过程，由对应的反馈关系组成。观众观看戏剧演出就是一种治疗性经验，即任何能使个人体会到强烈胜任感的经验，而治疗是一种特定形式的干预，可以带来精神内层、人际间与行为的改变[①]。治疗性公演运用戏剧结构来帮助求助者经历他们在意识层面被割裂的情感，增强他们对自我动机的觉察力。

治疗性公演理论根据传统戏剧方式选择合适的剧本或以即兴表演的方式进行。演出时，可以邀请团体内或团队外的人，或只公开求助者对戏剧治疗过程中即兴表演的简单感受，或对已结束的表演发表自己的感想。治疗性演出模式的结构分为暖身、演出、结束三个阶段（表2-2）。治疗性公演的结构也是从安全的日常生活出发，冒着危险戏剧性地再次转移到现实生活中的一种旅行。观众将成为参与者，直接创造自己所希望的戏剧性演出，并以身体表现出来，形成主体体验。"治疗性公演"的结构与亚里士多德主张的情节基本原理和生与死过渡的仪式相一致。

表2-2　戏剧治疗工作及治疗性演出的结构

结　　构	暖　身	演　出	结　束
现实	日常现实	戏剧现实	日常现实
角色	角色导入	角色扮演	角色终止
精神性旅程	安全地出发	戏剧性探险	安全到达
情感净化	开始	中间	结束
过渡仪式	预备	彼岸旅行	崭新的诞生
治疗性演出	剧场体验	观看戏剧、表演戏剧	相遇与分享

① Jennings S.The handbook of drmamtherapy[M]. London, New York: Routledge, 1994: 18.

戏剧制作过程大体分为 5 个阶段，通过角色探索，选出求助者所需的角色，制作并演出故事。具体内容如下。

（一）关系形成与诊断

朴美利认为求助者要想在治疗空间中暴露自己的真实想法，就必须完全信任治疗师；要想在人际关系中更加坦诚地表现自己或恢复健康的人际关系，最重要的是安全的接纳。这也说明了求助者与治疗师建立信赖关系，并能安全地探寻自己与他人的关系，是治疗初期最主要的目标，也是治疗开展的基础。因此，在治疗初期，治疗师应将重心放在与求助者建立良好的医患关系上，使求助者能够坦诚地说出自己的故事，并安全地进行心灵的探险。在这一阶段中，与求助者形成信赖关系的同时，治疗师还要判断求助者的内心欲望和当下的状况，并设定今后的治疗目标。

（二）角色探索

探索和体验多种角色是非常必要的，在此过程中要审视求助者所带有的所有角色体系，并探索必要的、积极的角色及其变形，以及探索必要的、消极的角色。"必要的、积极的角色"和"必要的、消极的角色"可以视为内在体现的潜意识角色和生活中不能让人成长的消极角色。在治疗性公演中，通过让求助者体验这些角色并提供可以变形的各类角色，可以帮助求助者／演员在日常生活中得到成长。

（三）体验治疗作用

通过角色探险，在戏剧活动中体验积极角色和消极角色的扩张和变形，并为此探索多种方法。这也是体验治疗性作用的阶段。

（四）演出制作

演出制作的流程从选择角色开始，选定角色后可以制作演出台本，进入角色扮演的场景，并将舞台、台词、角色性格具体化。

（五）演出发布

求助者／演员们通过治疗性角色，与观众分享自己的成长经历。与观众分享的过程能够使演员通过演出感受到的成就感和积极的自我感觉倍增。另外，观众对演出的积极反馈能够让求助者／演员体会到被他人所接受和认可的感觉。

第三节　戏剧治疗的优势

自 20 世纪 30 年代以来，戏剧教育便盛行于欧美发达国家，幼儿园、中小学、大学普遍开设戏剧课程，并将其作为一门独立的学科；同时，戏剧被作为行之有效的方法，应用于英语、历史等学科的教学中。戏剧治疗则被广泛应用在学校、医院、监狱、社区机构等诸多领域，以个别化的或团体的形式开展，适用于各个年龄层次。

戏剧治疗由戏剧及治疗两个独立的名词组成，同时具有戏剧及治疗的基本意义。戏剧与治疗既是一个内在的旅程——常是探索表面之下的东西；也是一个外在的旅程——拓展自己存在于世界的经验。无论是外在还是内在的旅程，都需要引起恐惧与反抗的冒险精神，同时信任与勇气由此慢慢积累起来。戏剧治疗作为一种非传统的心理治疗方法，是一种较为容易理解的方法。早在几千年之前，我们的祖先就已经掌握了运用戏剧来修复心理疾病的方法。在此基础上发展而来的现代戏剧治疗以弗洛伊德精神分析学和斯氏表演体系的理论作为出发点，经过人们更加理性的选择，治疗步骤更为精炼和规范，治疗目的也更具有针对性。

戏剧治疗与传统的心理治疗相比，具有自己独特的表现方式和咨询形式。在表现方式上，戏剧治疗主要以戏剧表演的形式，使求助者释放内心压抑的情绪，多使用游戏、讲故事、投射、角色替代、即兴创作和剧场呈现等人们容易接受的多样化活动。戏剧治疗的核心过程可以概括为具象、投射、角色、游戏、隐喻。从某种程度上说，戏剧治疗最显著的特点在于其投射性，在营造的游戏场域中利用投射和适当媒介帮助求助者进入虚构的角色，由于戏剧中的角色和真实的自我之间存在一定的距离，又能够将戏剧治疗过程中获得的经验和能力泛化至现实生活，所以这个过程能让求助者感到更加安全，从而尽情释放不良情绪。

戏剧治疗是综合运用音乐、美术、动作等艺术媒体进行治疗的方法。在心理咨询形式上，戏剧演出的形式可以是个人的，也可以是集体的，其他求助者可以借此克服语言、职业、文化程度、价值观等方面的差异。由于操作简单，更能提高治疗效率，求助者和治疗师可以在治疗过程中创作剧本，并完成即兴表演。戏剧能够带来如此多的积极的治疗效果，并不只是因为戏剧本身存在净化作用，更重要的是，戏剧为求助者提供了自由探索内心世界的舞台。

在这个舞台上，参与者可以通过演出毫无限制地进入自己恐惧的内心深处，并直面深层次的心理问题。戏剧治疗师利用各种技术手段帮助参与者在这个舞台上安全地进行移情、投射、认可等各种心理体验。此外，还帮助求助者改善行为，促进其个性发展。

第三章　大学生社交焦虑的现状调查

社会交往是一个社会人最大的心理需求，也影响着人的健康发展。如果一个人在社会交往方面受挫，将会巨大的心理压力，从而影响其心理的健康发展。一般而言，大部分人在公共场合或表演性场合中，或多或少都会产生一定的焦虑感，如即将参加面试时、在公开场合进行表演时等。心理学研究表明，适度的焦虑水平对提高个体的表现力具有一定的促进作用，但是过度的焦虑会妨碍个体的生活、工作。临床诊断将这种在社交场合中表现出的过度焦虑称为"社交焦虑症"，具体表现为对某一种或多种社交情境、表演情境有着显著和持续的恐惧感。当个体暴露在不熟悉的人面前或在他人审视之下时，担心自己的行为方式会让自己出丑，因而产生焦虑症状。

大学阶段的社交焦虑问题一直是高校心理咨询的主要内容之一，人际关系的困扰是众多咨询案例中占比最大的问题。在中国，高中阶段主要是应对来自高考的压力。进入大学后，脱离了课业压力，人际关系的压力就会立刻凸显出来。大学阶段，很多学生没有住过集体宿舍的经验，也不知如何与不同生活习惯的人交往，从而产生巨大的人际交往压力。现有研究表明，人际交往压力是大学生心理挫折感的主要来源之一。近年来，科技高度发展，大学生使用网络在"虚拟现实"中进行社交，而减少了现实情境中的人际交往。这会让本身对社交情境怀有焦虑情绪的大学生回避现实中与他人的交往，同时会使其产生社交难度极大的错误认知，加重焦虑情绪，从而导致行为上的逃避更明显。

综上所述，对目前大学生的社交焦虑现状进行调查，能够了解大学生的社交焦虑的具体情况以及影响因子，既为戏剧治疗方案的制定奠定基础，也为高校的心理健康教育提供参考。

第一节 研究目的、研究对象、研究工具

一、研究目的

探索我国大学生社交焦虑的特点，从性别、年级、家庭状况、是否独生子女等多方面对大学生社交焦虑的成因进行研究，为戏剧治疗方案的制定与大学生心理健康教育的开展提供理论依据。

二、研究对象

本研究采取随机抽样的方式，在湖南省某大学进行抽样实验。共发出200份问卷，收回188份。排除无效的问卷，以有效的175份问卷为基础进行分析。其中，男性95份、女性80份。

三、研究工具

本研究以交往焦虑量表（IAS）为研究工具，具体介绍见本书第一章第五节。20世纪80年代，研究人员以该量表为工具对美国三所不同地区的1 140名大学生进行评估，其均值及标准差相对稳定，均值为38.9，标准差为9.7。

第二节 研究程序

委托湖南某大学大学生心理健康咨询中心的教师介绍测试的目的、方法及注意事项，并利用课间休息时间或上课时间进行集体测试，同时进行现场指导。对回收的数据使用SPSS 20.0统计工具进行处理。

一、大学生社交焦虑的总体情况

对大学生社交焦虑现状进行描述性统计分析，具体如表3-1所示。

表3-1 大学生社交焦虑现状描述性统计分析

内 容		人 数	百分比 /%
年级	大一	34	19.4
	大二	56	32.0
	大三	53	30.3
	大四	32	18.3
家庭状况	农村	79	45.1
	城市	96	54.9
独生 / 非独生	独生	91	52.0
	非独生	84	48.0
性别	女	94	53.7
	男	81	46.3
IAS 总分	15 ～ 30 分（含 15）	17	9.7
	30 ～ 45 分（含 30）	89	50.9
	45 ～ 60 分（含 45）	66	37.7
	60 分以上（含 60）	3	1.7

从以上数据描述性统计结果可知，所调查大学生的年级普遍集中在大二和大三，分别为 56 人和 53 人，分别占到 32.0% 和 30.3%，其次为大一和大四学生，分别占到 19.4% 和 18.3%；在家庭状况方面，城市学生略多于农村学生；从家庭成员结构来看，独生子女略多于非独生子女，分别占到 52.0% 和 48.0%；在性别方面，女生略高于男生 7.4 个百分点。

研究结果显示：15 ～ 30（含 15）分者 17 人，占总人数的 9.7%；30 ～ 45 分（含 30）者 89 人，占总人数的 50.9%；45 ～ 60（含 45）分者 66 人，占总人数的 37.7%；60 分以上者 3 人，占总人数的 1.7%。45 分（含 45）以上得分者共 69 人，占总人数的 39.4%，说明中国大学生的社交焦虑现象较普遍。

注：15 ～ 30 分代表在社交中行为自然，并且充满自信心，是一个成功的交往者。30 ～ 45 分代表在社交中表现一般，无特别的紧张和焦虑。45 ～ 60 分代表在人际交往中会略显紧张及缺乏信心。60 分以上代表在人际交往之前、之中都很焦虑及缺乏信心，并关注在交往中别人怎样看待自己，还担心别人如何评价其外表。

二、不同性别大学生社交焦虑状况比较

因为性别分为两类，所以研究性别在社交焦虑状况上的差异性分析采用独立样本 T 检验，具体结果如表 3-2 所示。

表3-2 性别在社交焦虑状况上的差异性分析

性别	例数	均值	标准差	T	P
女	94	37.04	8.953	1.990	0.048
男	81	39.88	9.884		

从性别在社交焦虑状况上的差异分析来看，女生和男生在社交焦虑状况上存在显著性差异，且男生的焦虑状况得分要略高于女生 2.84 分，说明男生比女生的焦虑程度更高。

三、不同年级大学生社交焦虑状况比较

因为年级分为四类，所以研究年纪在社交焦虑状况上的差异性分析采用单因素方差分析，具体结果如表 3-3 所示。

表3-3 年级在社交焦虑状况上的差异性分析

年级	例数	均值	标准差	F	P
大一	34	39.15	8.217	34.408	0.000
大二	56	31.50	6.287		
大三	53	46.06	8.268		
大四	32	36.75	7.582		

从年级在社交焦虑状况上的差异分析来看，不同年级在社交焦虑状况上存在显著性差异，焦虑状况排名为大三＞大一＞大四＞大二，说明大三学生焦虑程度最高，大二学生焦虑程度最低。

四、不同家庭状况的大学生社交焦虑状况比较

因为家庭状况分为两类，所以研究家庭状况在社交焦虑状况上的差异性分析采用独立样本 T 检验，具体结果如表 3-4 所示。

表3-4　家庭状况在社交焦虑状况上的差异性分析

家庭状况	例数	均值	标准差	T	P
农村	79	37.68	9.104	0.849	0.397
城市	96	38.91	9.781		

　　从以上家庭状况在社交焦虑状况上的差异分析来看，家庭为农村和城市的学生在社交焦虑状况上不存在显著性差异。

五、不同家庭生育情况的大学生社交焦虑状况比较

　　因为家庭生育状况分为两类，所以研究家庭生育情况在社交焦虑状况上的差异性分析采用独立样本 T 检验，具体结果如表 3-5 所示。

表3-5　家庭生育情况在社交焦虑状况上的差异性分析

家庭状况	例数	均值	标准差	T	P
独生	91	40.71	10.354	3.583	0.000
非独生	84	35.80	7.694		

　　从以上家庭生育情况在社交焦虑状况上的差异分析来看，家庭生育情况不同的学生在社交焦虑状况上存在显著性差异，且独生家庭的学生的焦虑状况要高于非独生家庭的学生，说明独生家庭的学生焦虑程度更高。

六、IAS 量表的信效度

（一）信度

　　1.项目的统计学特征以及项目与量表的相关性

　　IAS 量表各项目的项目分析如表 3-6 所示。

表3-6　IAS量表各项目的项目分析

项目	均值	标准差	与总分的相关系数
1	1.90	0.989	0.534**
2	2.58	0.967	0.580**
3	2.62	0.938	0.487**
4	2.69	1.022	0.563**
5	1.91	0.942	0.481**
6	2.44	1.039	0.553**
7	1.98	0.973	0.535**
8	3.17	0.988	0.516**
9	3.26	1.244	0.523**
10	2.39	1.010	0.410**
11	2.52	1.039	0.552**
12	2.85	1.096	0.602**
13	2.37	1.121	0.622**
14	2.98	1.03	0.607**
15	2.86	1.097	0.346**

注：＊指在 0.05 水平（双侧）上显著相关。

＊＊指在 0.01 水平（双侧）上显著相关。

从以上结果可知，所有项目与总分都具有显著相关性，说明以上项目所对应内容与总分的影响关系较为紧密。

2.内部一致性检验

量表的信度系数如表 3-7 所示。

表3-7　量表的信度系数

Cronbach、α	项数
0.866	15

以上信度分析的结果显示，本量表的信度在 0.8 以上，说明量表的信度较好。然而，具备信度不一定具备效度，因此做完信度分析，还需要继续考察问卷的效度。

（二）效度

量表的效度系数如表 3-8 所示。

表3-8　量表的效度系数

Kaiser-Meyer-Olkin 度量		0.874
Bartlett 的球形度检验	近似卡方	858.025
	df	105
	Sig.	0.000

表 3-8 的数据显示，该量表的 KMO 值在 0.6 以上，并且全部通过了显著性水平为 0.05 的球形检验，说明该量表适合做因子分析。

第三节　讨论

从现状调查结果可知，大学生社交焦虑得分在 45 分（含 45）以上的共 69 人，占总人数的 39.4%，说明中国大学生的社交焦虑现象较为普遍。这进一步说明对大学生进行社交焦虑干预的必要性。下面是针对社交焦虑的大学生人口变量的分析和讨论。

一、大学生社交焦虑的性别差异

在对社交焦虑的大学生进行人口变量的分析中发现，女生和男生在社交焦虑状况上存在显著性差异（$P<0.05$），男生的焦虑状况要略高于女生，说明男生比女生的焦虑程度更高（表 3-2）。这可能是由于现代社会中男人需

要承担的社会责任比较大，压力来源于社会、家庭。大学生处于从学校到社会的转型期，在对自己将来社会角色的预知过程中，男性大学生提前感受到了来自社会的巨大压力。从社会角色来看，中国素有传统的"男主外，女主内"的说法，可见男性更多被赋予善于交际的社会期待，而女性身上这种社会期待的压力明显较小。所以，很多男性大学生用逃避社交的方式来减轻此类压力，但这种伪安全行为进一步加剧了他们的社交焦虑程度。

二、大学生社交焦虑的年级差异

在 IAS 量表上，不同年级大学生的社交焦虑程度存在显著性差异（表3-3），大三学生的社交焦虑程度最高，大二学生的社交焦虑程度最低。大一新生由于刚入校，新的环境对他们生活中的各个方面都会产生很大的影响，而适应新环境是对他们最大的挑战。特别是新生要拓宽自己的交际面，但短时间内，他们没办法实现这种角色的转变，所以在社交方面有一定的焦虑是很正常的。大二的学生既没有适应新环境的压力，又没有升学和就业的压力，他们有更多时间和精力去参加社交活动，所以大二学生的社交焦虑程度最低。大三学生则更多地关注升学的问题或准备实习，他们或者选择考研，或者选择找工作。选择考研的群体，需要全身心地投入备考中，没有多余的时间去参加社交活动。而选择实习的大学生，更多地感受到了学校和社会的巨大差异。特别是在交际方面，大部分大学生会感觉力不从心。再加上多次碰壁后，很多大学生会感到很自卑，害怕面对社交的场合，这种畏惧会提高他们的社交焦虑程度。所以，大三学生的社交焦虑程度最高是可以理解的。

三、大学生社交焦虑的城乡差异

调查结果表明，家庭为农村和城市的大学生在社交焦虑状况上不存在显著性差异（表3-4），城市大学生的焦虑程度略高于农村大学生。随着我国脱贫攻坚战的全面胜利，农村与城市各方面的差距越来越小。农村不在处于经济环境落后、资源匮乏、信息发展迟滞的时代。来自农村的大学生在成长过程中也常有自我探索和自我表达的机会。而经济发达的城市中生活节奏较快，各种信息纷繁复杂，很容易让人感到焦虑。来自城市的学生从小面对各种激烈竞争和生存压力，这些更容易导致社交焦虑的产生。

四、大学生社交焦虑的家庭生育情况差异

通过表格可以发现，独生家庭和非独生家庭的学生在社交焦虑状况上存在显著性差异（表3-5），且独生家庭学生的焦虑状况要高于非独生家庭学生。在现代社会中，独生家庭较多，独生子女从小缺少伙伴，还经常一个人待在家中，缺少与同龄人进行交流和沟通的机会，这就导致很多独生子女性格内向、孤僻，不善与人交往。所以，身为独生子女的学生更易出现社交焦虑问题。

第四节　结果

本研究旨在探索我国大学生社交焦虑的特点，从性别、年级、家庭状况、是否独生子女等多方面对大学生社交焦虑的成因进行研究，在研究过程中利用交往焦虑量表进行测量。经过长期的实践，可以发现女生和男生在社交焦虑状况上存在显著性差异，男生的焦虑状况要略高于女生，说明男生较女生的焦虑程度更高；不同年级大学生的社交焦虑水平存在显著性差异，且大三学生的社交焦虑水平最高，大二学生的社交焦虑水平最低；家庭为农村和城市的大学生在社交焦虑状况上不存在显著性差异，城市大学生的焦虑程度略高于农村大学生；独生家庭和非独生家庭的学生在社交焦虑状况上存在显著性差异，且独生家庭学生的焦虑状况要高于非独生家庭学生。

第四章　戏剧治疗方案的构建

第一节　研究目的与研究对象

本研究的研究目的为针对大学生的社交焦虑现状，构建切实可行的戏剧治疗方案，帮助高社交焦虑症大学生降低社交焦虑水平。

本研究对湖南某大学自愿报名的 200 名大学生进行了调查，并利用交往焦虑量表（IAS）进行了测量。针对总分 45 分以上，人际关系存在困难，并表现出强烈的变化意志的大学生制定戏剧治疗方案。

第二节　戏剧治疗方案构建的基础

一、支持、共情，建立信任关系

在进行心理治疗时，治疗师总会遇到一个迫切的问题，即如何瓦解求助者自身的心理防御机制。心理防御机制最早由 Sigmund Freud 提出，之后由 Ann Freud 开始系统研究，其理论经多位心理学家的不断修正后得以更加完善。心理防御指从意识层面上消除不愉快情感成分的一种心理操作。在 Sigmund Freud 提出这一概念时，它的使用被认为是无意识的。但实际上，防御机制可以是无意识的，也可以是运用有意识的方式去运作，个体可以有目的地去运用一些防御机制来调节不愉快的情绪。有些防御机制不适合个体

53

使用，这样的防御机制将造成强迫性思维、神经性的症状，不利于个体正确处理客观现实。通常，在紧急情况下，个体会启用防御机制，但也有可能存在个体慢性持续地使用防御机制的情况。

在心理治疗过程中，求助者的心理防御机制常常是妨碍治疗活动顺利开展的一大障碍。如果求助者不打开用于自我保护的心理防御大门，治疗师就很难找出问题所在，这样就会使帮助求助者分析问题、解决问题、恢复健康状态变得更加困难。很多大学生由于年纪小，在遇到心理问题时，不愿意主动寻求帮助，自己解决的能力也不强，所以感到很痛苦，而且时间拖得越久，越影响正常的学习、生活。

集体支持及共情是戏剧治疗能够有效展开的重要基础。要想产生集体认同感，首先要从治疗师和集体成员及各成员之间的良好感情和人际关系着手，建立良好的信赖关系。共情也称移情、同理心、同感等，是指理解和分享他人情感并对他人的处境、经历做出适当反应的能力。[①] 美国著名心理学家 Martin Hoffman 认为共情是一种感觉，这种感觉更适合别人的情况，而不是适合自己的情况，但并不一定要与另一个人的情况完全匹配。例如，有共情能力的人可能会观察到一个处于愤怒状态的朋友，并感到自己的愤怒、悲伤或同情情绪，这取决于情境和导致朋友愤怒的原因。有研究表明，当一个个体拥有理解他人情境和分享他人情绪状态的能力时，就可以说该个体有共情能力。共情可以分为认知共情和情感共情，这是一个多维度的结构。认知共情涉及处理信息和作出关键决策的能力，情感共情是指体验性同理心，也就是观察者产生的与受害者类似的情感感受，它包括感知和辨别，换句话来说，就是使用相关信息来识别和标注情感的能力。情感换位思考指从他人的角度或角色出发的能力；情感反应，也就是分享他人感受或情感状态的能力，是儿童做出积极社会行为的关键因素[②]。

共情是人类成为社会存在的必要条件，意味着自身和他人不可避免的相互依赖性。对人类来说，社会关系非常重要，因此缺乏社会关系可能会成为危害健康的重要因素。社会关系是人类经验的基本属性，如果社会关系被剥

① 徐凯文.Empathy: 本源，内涵与译名 [J]. 中国心理卫生杂志，2010, 24(6): 407-408.

② Feshbach N D, Feshbach S.Empathy training and the regulation of aggression: potentialities and limitations[J]. Academic psychological bulletin, 1982, 4(3): 399-413.

夺，人类就会感到非常痛苦。共情问题一直被认为是社会焦虑症得以有效治疗的必要条件，在戏剧中也作为非常重要的概念而存在。

戏剧治疗通常被认为是团体治疗的一种特别形式，即使治疗师们常在一对一的治疗情境中使用戏剧治疗的方法，但从本质上来说，戏剧也是一个群体性事件。在同一空间中，两个人也可以演出戏剧，因为这个空间存在的个体本身都能意识到对方的存在对自己所产生的影响，这就是人与人之间的相互作用力。有时一个演员会独自一人在排练室排练戏剧中的情节，但如果要赋予一定的意义，他至少应该想象出一个观众。同样，戏剧治疗也具备这种群体性。医疗民族音乐学领域的专家 Benjamin Koen 曾说："治疗并不是一个孤立的事件，虽然它有时候看起来像是这样，但实际上它是过程和事件的总和。"[1] 这就解释了戏剧治疗常以团体治疗形式出现的原因。即使在一对一的个体治疗过程中，这种群体性依然存在。就像其他戏剧性过程一样，可以设想出属于自己的观众。在一对一的治疗关系中，戏剧治疗师就是求助者戏剧演出中的观众，反之亦然。当然，治疗师和求助者也可以在治疗空间中设立观众或其他角色。

戏剧治疗中的第一层共鸣是戏剧中的人物和演员之间的共鸣。演员具有通过"有演技的"情绪引发情感的力量，而不是心理动机。共情不但体现的是人物和演员的关系，而且会通过演出扩大到演员和观众的关系。这意味着人物的经验是观剧的基础，通过贯通该人物的经验而产生新的艺术经验。

为了使观众对虚构的舞台事件和人物、行动产生感情，必须使观众产生共鸣。观众可将自己投射至戏剧情境中，亲身体验戏剧人物所经历的事情。这种现象可以解释为"不信任的中止"。观众在出场人物的情感、行动和思考的世界中旅行，出场人物就像他们"自己"一样，他们和戏剧中的出场人物一起哭一起笑。而且，共鸣伴随投射，观众反过来会将自己的动机、感情、经验投射到演员所塑造的形象中。在观看戏剧的内容和行为的过程中，观众"被投射的感情"会发生变化。这里的"看"并不是指对刺激进行机械反应的一种单纯行为。只有将其与自己的情感融合起来，我们才能了解自己所看到的东西。

---

① Koen B D. Beyond the roof of the World[M].New York: Oxford University Press, 2009：30—31.

　　参与戏剧治疗的成员之间具有相当高的同质性。他们有相同或相似的心理或经历。首先，要让求助者在戏剧治疗过程中，发现自己与其他成员的共同点，让所有参与者都放松下来。从同症状的角度看，他们是平等的，是同样的存在，在集体中能够相互理解、相互支持、相互鼓励，共同分享、共同感受。而且，最终是可以相融合的。在成员相互作用的过程中形成的凝聚力是治疗效果的基础之一。集体的接纳性能够使成员间相互尊重，营造出和睦、温暖的气氛。其结果就是使成员不惧怕别人的否定评价，并能够尝试各种新的行为、认知及情绪表现方式。对他人的接纳度也是指自信心的开放程度。成员在戏剧治疗过程中相互信赖，可以感受到他人真实的一面，更进一步，可以敞开心扉接纳自己和他人。

二、投射性认同

　　"投射性认同"一词是精神分析的重要概念之一，是从"投射"与"认同"两个概念发展而来的，它是指"将自我和内部客体的分裂部分投射给外部客体，并在潜意识幻想中把外部客体认同为这些投射的部分，从而达到控制客体的目的"[①]。1946 年，Klein 在题为《某些分裂机制的注解》的文章中首次正式提出并系统阐述了投射性认同概念，文中提到"很多针对自体的成分的仇恨现在指向了母亲。这导致了一种特殊的认同形式，它建立起了一种攻击性客体关系的原型。我建议对这些过程使用术语'投射性认同'"[②]。这里需要注意的是，投射是一种"（投射）进入"，而不是"（投射）附上"，这就意味着投射过程是通过自体的成分有力地进入客体，并且控制住客体的过程。被投射的通常不是情感和态度，而是自体，或是部分的自体。通过投射性认同将自我（他人分化领域的自我警戒）削弱，很多学者将此定义为原始病态防御机制。

　　在发展投射性认同概念的过程中，Klein 的继承者 Wiltred Ruprecht Bion 做出了重大贡献。最初，Bion 继承了 Klein 投射性认同概念的基本含义，并将 Alpha（α）元素和 Beta（β）元素概念等引入了精神分析。Alpha（α）功能指"容纳功能"，即将无法忍受的心理状态转变为可以忍受的复杂加工，

---

① 　郭本禹 . 潜意识的意义——精神分析心理学（上）[M]. 济南：山东教育出版社，2009：254.

② 　Klein M. Notes on some schizoid mechanisms[M].London: Hogarth Press, 1946: 46.

以及将所加工的生理感觉转变为具有心理意义的内容的过程。Alpha（α）功能作用于患者觉察到的无论什么样的感觉印象和情绪。当 Alpha（α）功能成功地起作用时，就会产生 Alpha（α）元素，Bion 将其描述为"难以恢复的简单客体"[①]，它可以以记忆的形式储存，而且最终被用于产生梦的思想、意识思想、无意识梦醒思维、梦的形成、接触障碍、记忆以及从经验中学习的能力[②]。

Beta（β）元素是指原始的情绪体验的感觉印象，它与康德的物自体理论一致，Bion 将其描述为"……物自体的被混合的客体，抑郁迫害的情感和内疚以及与灾变感相联系的人格方面"[③]。最初，Bion 将 Beta（β）元素界定为没有通过 Alpha（α）功能进行转化的"为笑话的或非梦到的事实"[④]，后又将其界定为"不真实的或死的客体"。作为"未消化的"的原始感觉印象，Beta（β）元素即思想被认为是从中产生的最早的基质[⑤]。Beta（β）元素在个体头脑中被视为内部坏的东西，只能够通过排泄加以处理。但是，当这些驱逐物太多，且不能由容纳功能进行加工时，就可能会导致严重的病症。在关系方面，如果投射性认同的操作是成功的，那么接收者将体验到分裂的情绪。Bion 强调，Beta（β）元素也具有潜在的治疗功能。正是由于 Beta（β）元素的存在，"精神病患者才有能力唤起分析师的情感。他的联想是企图引发解释或其他反应，Beta（β）元素较少与其精神分析解释的需要有关，而更多涉及制造某种情绪的联结需要"[⑥]。

Thomas Dgden 在讨论投射性认同的概念时，首先确定投射性认同涉及两个人，一个是投射者，另一个是接收者，并定义为人际互动。投射是指我们把自体形象中的某一方面单纯地投射在一个客体画像上。有的人不能容忍自体的某些方面，就把它投射至他人身上。认同是指一种现象中的特殊部分。接受者认同被诱导的投射，体验到自己有一部分变得像投射者的投射性幻想，但是接收者同时以一个和投射者不同的人的身份来体验、修正这些投射过来的情感和观点。

① Bion W R.Cogitations[M]. London: Karnac Books,1992: 181.
② Bion W R.Learning from Experience [M]. London: William Heinemann, 1962: 62.
③ Bion W R. Elements of psycho-analysis[M]. London: William Heinemann, 1963: 40.
④ Bion W R.Cogitations[M.]London: Karnac Books, 1992: 133.
⑤ Bion W R.Elements of psycho-analysis[M]. London: William Heinemann, 1963: 22.
⑥ Bion W R.Learning from experience[M]. London: William Heinemann, 1962: 24.

戏剧治疗中，治疗师会通过让求助者扮演不同特质的角色，使其与他人产生关联的方式来探索具体问题。治疗师也会让正在表演的主角退回至舞台之外，让"替身"重现其所表演的角色，这样有利于求助者摆脱束缚，并通过剧场这面镜子更清楚地看待人物关系和自己的位置。在治疗空间中，每个人都能成为他人的一面镜子，治疗师与其他成员都可能成为投射的影像和移情的对象。治疗师需要成功处理投射过来的情绪，投射者在互动中将重新内化最初的被投射物。

三、客体关系、依恋理论、自我心理学

客体关系理论是基于心理动力取向的人格发展理论。人类行动的动力来自对客体的探索。客体关系理论以精神分析学理论为背景，探索人际关系，进一步强调了环境的影响。影响人类心理发展过程的实质因素是早期婴儿与父母的关系。本理论探讨的是婴儿与父母的关系如何影响人的精神发展过程以及个人的成长过程，并用"俄狄浦斯情结"解释了人格发展的重心。在20世纪中叶发展 Freud 性格理论的心理学家中，以客体关系理论闻名的学者有很多。其中，Melanie Klein、Wilfred Ruprecht Bion、Thomas H.Ogden 等是最具影响力的学者。虽然他们对客体关系理论的解释有所不同，但大都有基本观点。第一，像其他新弗洛伊德主义学者一样，客体关系理论强调了初期经验的作用。但他们没有重视 Freud 描述的内在矛盾和欲望，反而更注意婴儿和周围重要人物的关系，主要讲述的是孩子与父母，尤其是与母亲的关系。第二，关于客体关系理论的假设不同。孩子们会无意识地向自己身边重要的客体显示自己的表征。父母不在身边的时候，这种无意识的表征不只是给孩子提供了相关的客体。孩子与父母的相处方式会影响其以后的人际交往模式和心理发展。在这样的基础上形成了依恋理论。

John Bowlby 首次明确提出了"依恋"这一重要概念。Bowlby 认为："依恋是一种联结亲密情感关系的能力……是有效人格机能的首要特征。性和食物无法主宰依恋，也无法派生依恋。在人的一生中，婴儿与主要照顾者之间的依恋关系是最重要的并影响其一生的。"[①] 鲍尔比主张，与其他社会关系相比，依恋具有四个决定性特征：①趋近行为，个体寻求并试图保持与依恋对

---

① 瓦尔·西蒙诺维兹，彼得·皮尔斯.人格的发展 [M].唐蕴玉，译.上海：上海社会科学院出版社，2006：26.

象的接近，不愿与之分离；②分离痛苦，抗拒与依恋对象的分离，分离时会感到痛苦；③避风港，把依恋对象视为一个避风港，当遇到问题和受到威胁时，会转向依恋对象寻求安慰和帮助；④安全基地，把依恋对象视为一个安全基地，它的存在会使个体的探索性增强，并能提高个体的社会能力。其中，第一项为外在行为表现，第二项为内在情感表现，是依恋行为的两种最主要的表现形式；第三项和第四项集中表现了依恋的存在对个人的意义，前者具有工具性意义，后者具有社会意义。[1]

依恋理论认为，人的心理结构中心是否有一个安全基地对心理是否能稳定和健康发展起关键作用，它的存在增强了个人的探索性，也提高了个人的社会能力。幼儿一般把能够让他体验到亲密感、身体和情绪安全性的人作为依恋的对象。一般来说，求助者早期与养育者所形成的依恋模式（安全型依恋、回避型依恋、矛盾型／反抗型依恋、混乱型依恋）就成为其成年后人际关系的模式。

自我心理学始于对 Heinz Kohut 自恋型人格障碍和行为障碍的治疗与探究。Kohut 认为自体是一个人精神世界的核心。这个核心在空间上是紧密结合（内聚性）的，在时间上是持久的，是个体心理创世的中心和印象的容器。一个具有内聚性自体的人通常会体验到一种自我确信的价值感和存在感。Freud 从内驱力模式出发，认为自恋涉及本能性能量从客体撤回以及力比多对自我的投注，这样的自恋是病理性的。Kohut 则认为，自恋不是病理性的，而是自体形成与发展中的正常现象，自恋具有独立的发展线，最终没有一个个体能够成为完全不自恋的人，即发展的过程不可以被理解为从自恋过渡到客体爱的过程。个体心理是否健康取决于是否拥有成熟的自恋。

Kohut 将自体看成是由抱负、理想、才能与技能这一中间区域组成的概念，即三级自体概念，并认为发展不是源于内驱力而是源于人际关系。当婴儿诞生后，其内部潜能和自体客体对其的响应使婴儿形成一个核心自体或自体的雏形。如果环境比较适宜和理想，那么非创伤性的恰到好处的挫折会促使其内化转换的发生：儿童从自体客体处撤回一些自恋式的期望，同时获得一部分内在的心理结构，随之核心自体会逐渐发展成一个内聚性的自

① Wei M, Heppner P P, Mallinekrodt B. Perceived coping as a mediator between attachment and psychological distress: a structural equation modeling approach[J]. Journal of counseling psychology, 2003, 50(4): 438-447.

体，拥有健康的自恋，即自体古老的夸大性得到了驯服和修正，被整合为人格中健康的雄心和自尊；理想化的双亲影像被内射为理想化的超我；孪生体验激发出了能增强自我确认的个体才能和技巧的发展。个体成熟期的健康自恋有多种表现形式，如创造性、幽默、智慧和共情能力等。对应的三级自体有镜像、理想化、孪生三组移情。镜像移情指自体受损的报复试图召唤自体客体的赞同回应；理想化移情指自体受损的理想化试图寻求可以接受其理想化的自体客体；孪生移情指自体受损的才能与技能这一中间地带寻找能为其提供某种本质相似的安慰体验的自体客体。在治疗过程中，建立一种能使自恋移情得以呈现、展开和修正的分析情境，并由治疗师担当求助者的自体客体，补偿以往其父母自体客体的缺失，可以帮助求助者建立起一个内聚性的自体。

四、模仿与角色法

1898 年，Edward Lee Thorndike 提出将模仿视为一种学习行为。亚里士多德从人类的模仿本能中找到了戏剧的起源，人类通过模仿感觉到快乐，可以看出，戏剧和模仿有着密不可分的关系。戏剧不仅是人类实际行动的最具体的艺术模仿，还是我们能够思考人类状况的最具体的形式。从古代文明的起源开始，戏剧作为人类理解世界的工具和手段，一直发挥着自己的作用。戏剧作为一种模仿行为对人类行为进行描写或表现，反过来也影响着人类的生活。

戏剧中出现的模仿机制可以通过观剧进行解释。演出一开始，观众就会观看演员的表现、身体语言等。戏剧通过镜像将演员的状态传给观众，使观众大脑中产生大致印象。观众通过模仿，理解和学习演员的行为，与演员扮演的人物相遇，并通过觉察他、感受他，体验内在的变化。戏剧是一种"虚构的真实"，想象并表现人类可能的行动和人生。想象和虚构使人们能够客观地直面他们的忧愁和恐惧，并实现他们的愿望。戏剧从象征性和隐喻的角度阐述了社会的真实情况。戏剧模仿的不是真实，而是本应存在的形象，这是人类内部意识的表现。因此，戏剧可以成为人们理解世界或摆脱不愉快现实的途径，这源于现实空间和虚构空间这两个层面所具有的戏剧特性。

人类存在两种现实中，即日常中体验的"日常现实"和在戏剧性想象中能够体验的"戏剧性现实"。这两个世界有内在联系且可以互相影响，人类必须具有自由地来往于两种现实的能力。对人类来说，日常现实和戏剧性现实之间的均衡是重要的问题。由于戏剧是现实和想象的世界共存的领域，所以可以通过戏剧性现实来治愈人类的心理问题。戏剧既是虚构的世界，又是对现实的模仿。戏剧演的虽然不是实际情况，但是设定了和现实相似的假想状况，在假想状况中的间接体验能够培养个体有效应对实际状况的能力。"虚构"既是戏剧的本质，又是带来治疗效果的因素。

以空间、时间、人类为媒介的戏剧在属性上具有"之间"的特性。戏剧以在观众席和舞台之间、现实和虚构之间、观众和演员之间来回穿梭为基础，具有多重意义的"之间"是戏剧的必然属性和功能发挥作用的重要话题。在戏剧中，"之间"能让日常和非日常之间建立多种关系。在戏剧中，人们可以重新认识和理解日常生活中最为熟悉的东西，也可重新审视日常生活中一直拒绝接受并持有否定观点的事情。戏剧脱离了固定的思考框架，使人能够在感性的视角上进行灵活的思考。

戏剧是"行动→反应""反应→行动"的关系进展，通过"之间"的属性来丰富观众的经验，将戏剧扩张到日常领域，可以给个人和社会带来积极的变化。很多人通过"戏剧"的形式，摆脱了自身固有的想法，重新觉察和寻找新的解决方法。戏剧能够帮助个体进行整合，从而更有助于理解他人。戏剧不仅是人类实际行动中最具体的艺术模仿行为，还是我们能够理解他人的情况和感情的最具体的形式。此外，戏剧给我们提供了对现实的多方面的思考和评价的机会。

本研究通过 10～13 次会面，以"拒绝""领导""面试""异性"等为主题，进行戏剧模拟表演。通过模拟这些情境，使求助者找到自己学习的榜样，并使之内化。

五、心理剧

Jacob Levy Moreno 在公园里看到孩子们玩游戏，他发现在没有剧本的情况下，孩子们的演出却具有更高的创造性和自发性。这激发了他的灵感，所以他提出了心理剧的概念，即运用演出的方式促进个体的成长。心理剧强调最大程度发展个体的潜能和创造性，Moreno 认为，在心理剧的帮助下，求助者释放了自发性，进行新的角色尝试，但不抛弃旧的角色。Moreno 将宣泄分为发泄性宣泄和整合性宣泄两种。发泄性宣泄指亚里士多德提出的"疏通的那一刻"，是在强烈的戏剧刺激下产生的情绪释放。当主角通过戏剧性的动作再现痛苦的经历时，很容易达到强烈宣泄的目的。整合性宣泄则为主角的自我与团体提供联系。主角能够在剧中表达强烈的情感，并将其与团体的过程和日常的生活联系起来。不管是作为情感释放的宣泄，还是作为思想情感整合的宣泄，其成功都来源于自发性。

心理剧为个体提供了"演绎"自身问题的舞台，利用戏剧表演的形式表达个体遇到的事件、情感的体验，在特定情境下推动某种心理冲突由内部转至外部，在其他团体成员的配合与治疗师的引导下，最终达到解决心理问题的目的。心理剧中隐藏的变化被称为隐喻，在安全和开放的情境中完成冲突外化，引发个体产生更多的感悟，实现对自我的深层解读，完成认知与行为的改善，帮助其人格发展和完善。在心理剧的支持下，个体能将在多种场景中难以表达的情感进行外显表达，从中体验新的意义，还允许主角用不同的形式重新经历生活中的事件。

心理剧的基本要素有主角、导演、辅角、观众等。心理剧的内容聚焦主角的个人问题，依托导演以及其他团体成员的支持，主角在心理剧中可实现对过去生活场景的回顾。心理剧最大限度地允许主人公以不同的视角或方式去体验新的事情和状况。不管主角对某一事件的想法或记述是否有错误，导演及其他成员都应该保持尊重，并按照主角的意愿完成心理剧。导演在心理剧的特定表演中扮演治疗师的角色，需要随时关注和处理主角及其他团体成员的情绪变化。辅角承担着"治疗剂"的责任，也是构建场景的重要组成部分，用来协助主角完成某一场景、话题的分析。观众是指未直接参与心理剧表演的人，戏剧中主角的经历能使其产生共鸣，让其情绪得到宣泄。

心理剧打破了传统口述治疗方式的限制，使用戏剧结合动态的表达（如戏剧表现、游戏、故事等）以及个体喜好，在个体的日常生活情境、内在世界、生命经验、团体活动中建立起一定的联系，从而为个体提供新的疏解情绪、解决情绪问题的方法。

六、叙事

"叙事"在西方文献中没有统一的界定。国内学者大都沿用 Micheal White 的"讲故事"和"言说"的观点。叙事更深层次的意义是指事情发生的时间、地点、人物、具体情节，以及事情对个人有何种意义。故事是指以事件、纪实、神话、比喻、俗语、教训、历史、诗和小说等为内容的人类历史产物，也是人类经验中产生的智慧的总和。另外，其还指讲述人的体验、经验以及说话方式。叙事既是戏剧治疗的一个重要内容，也是重要的媒介，且治疗过程本身就是一个故事。故事包含各自的主题和意义，有时间和空间，有事件和人物，通过矛盾暴露出人物的欲望和情感。故事可以说是人类的"人生"。无论故事内容如何，前来接受戏剧治疗的观众都要体验和表现这个故事所具有的各种要素，可能是故事中登场的角色，也可能是人物经历的感情，还可能是贯穿整个故事的时间、空间和形象。通过这样的经验，求助者能发现新的自我。

叙事治疗包括外化对话、改写对话、重写对话等核心概念。外化对话能将人与问题分离，让问题对象化，使求助者体验到问题是问题本身，而不是个体本身。外化对话能发现影响求助者及其生活的多元隐喻，以便其重新审视问题。隐藏在问题故事之下有意义的特殊事件是改写对话的起点，其鼓励求助者充分发挥想象力，为被忽视的重要经历填充有意义的"背景"和故事，在意义重构的过程中，促使求助者获得新的自我察觉。重写对话是让求助者带有目的性地重塑个人在生活中与重要他人的关系的历史，也是重构个体对当下和未来生活的投射的认识。

戏剧治疗通过重新排列故事，帮助求助者发现非结构性身份认同，重塑健康的人际关系。以色列心理学家、戏剧治疗师 Lahad 将戏剧治疗定义为戏剧行为的艺术的多模式的结合，并主张使用叙事的方式，去发现求助者使用的多样化语言，以及他们语言反映出的应对机制。他认为，在戏剧治疗过程中，能使用所有艺术媒介去解决内在矛盾、争论与辩论、未解决的感情。因此，只有综合所有艺术媒介的戏剧治疗才能将人类存在的多重形式表现出来。

第三节　戏剧治疗方案

戏剧治疗为团体戏剧治疗活动，总共 20 次，由初期阶段（第 1～4 次：关系形成）、中期阶段 1（第 5～7 次：自我探索）、中期阶段 2（第 8～18 次：自我发展）、后期阶段（第 19～20 次：角色扩张）四个阶段组成。初期阶段（第 1～4 次）为团体形成阶段，团体成员放松身心，建立信赖关系。中期阶段 1（第 5～7 次）为团体发展阶段，目的在于促进团体成员探索自我，引导成员觉察自己在社交中的焦虑情绪。中期阶段2（第8～18次）为自我发展阶段，探讨产生社交焦虑的内在因素，促进成员间的交流，建立交往信心。后期阶段（第19～20次）引导成员回顾焦虑时的情绪变化，分享各自参加戏剧治疗活动后的经验心得，鼓励成员将治疗活动中充分表达自我感受的行为泛化至日常生活之中。戏剧治疗方案如表4-1所示。

表4-1　戏剧治疗方案

次数	单元目标	热　身	进行	结　束	准备工具
1	参与者的适应性，理解项目内容及规则，熟悉其他参与者和场所	治疗师介绍、对项目进行说明、注意事项、SAD与角色检测表测评			纸、笔
2	通过身体训练来熟悉身体的感觉和如何用身体来表现自我，以及对其他成员、场地的熟悉	身体训练：走走走	表演训练：（走走走）自我介绍：（滚雪球）许愿精灵	分享	纸、笔
3	关系形成，形成亲密感；了解他人眼中的自我	反应训练：大风吹	猜猜我演谁	分享	椅子
4	与组员培养亲密感，找到自我积极和消极的部分，即使是消极的部分也要承认是自己的一部分	合作训练：踩报纸	制作报纸人偶	分享	报纸、彩纸、胶带、剪刀、针线、蜡笔、彩笔
5	增强组员间的彼此信赖感与团体安全感，通过6幅图了解自身存在的问题，以及阻碍和能帮助自己的是什么	亲密感训练：镜子游戏	6幅图1：寻找助力者与妨碍着	分享	纸、彩笔、蜡笔
6	增强组员间的协同力和团体意识，通过6幅图进行积极的自我探索	亲密感训练：加强版镜子游戏	6幅图2：寻找助力者与妨碍者	分享	纸、彩笔、蜡笔
7	（1）熟悉高兴、幸福、害怕、愤怒、悲伤等多样化的感情表现，试着用表情或语言表现自己的消极感情；（2）通过故事，让参与者暴露自己曾经经历过的社交困境，描述焦虑情境，并挖掘焦虑的原因	表情和身体训练	我是女娲1	分享	音响、香薰灯

续　表

次数	单元目标	热　身	进　行	结　束	准备工具
8	（1）教授放松的方法，让参与者学会放松，消除紧张情绪；（2）通过故事，让参与者暴露自己曾经经历过的社交困境，描述焦虑情境，并挖掘焦虑的原因	腹式呼吸放松训练、肌肉放松训练	我是女娲2	分享	音响、香薰灯
9	（1）教授冥想放松法；（2）通过故事，让参与者暴露自己曾经经历过的社交困境，描述焦虑情境，并挖掘焦虑的原因	瑜伽、冥想放松训练	我是女娲3	分享	音响、香薰灯
10	增强参与者的团队协作能力和团队互助精神。通过创作故事和演技练习学习"拒绝"	抢椅子	故事接龙：主题：拒绝	分享	椅子、笔、纸
11	巩固前期的所形成的团体信赖感和协同力，培养自信，运用戏剧来脱敏，改善焦虑症状	双目对视训练	戏剧排练：主题：领导	分享	彩色布
12	（1）通过活动建立人际信任；（2）通过模拟求职面试，使被试获得半现实暴露的机会，并模仿他人成功的社交技能	搬运工游戏	戏剧排练：主题：面试	分享	气球、桌子、旗子、娃娃、伞、书、小盆栽、书包
13	通过演绎异性交往练习，掌握一些与异性交往的技巧，使自己能够轻松自如地与异性交流	解手链	戏剧排练：主题：异性	分享	彩色布
14	协助成员掌握倾听的言语技巧和非言语技巧	信任游戏	我说你画	分享	图片、纸、彩笔
15	学会运用合理的情绪理论分析和纠正自己的不合理认知1	猜词游戏	棺材的故事的讨论1	分享	写上字的卡片
16	学会运用合理的情绪理论分析和纠正自己的不合理认知2	我的宝物箱	棺材的故事的讨论2	分享	写上字的卡片
17	帮助成员增强自我确定感，进一步提高自信心	助盲	（1）自信之树；（2）讨论小象的故事	分享	报纸、胶带、彩笔、彩纸、剪刀、彩色布

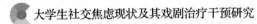

续 表

次数	单元目标	热 身	进行	结 束	准备工具
18	帮助成员进一步悦纳自我，增强自信心	口香糖	目光炯炯	分享	凳子、桌子
19	整理团体经验心得，体验彼此的肯定与支持，鼓励成员继续成长	熟悉乐器	合作演奏1	分享	乐器、乐谱、键盘
20	处理分离情绪	合作演奏2	颁发证书	分享	乐器、乐谱、键盘、结业证书

第五章　戏剧治疗方案的实施过程

第一节　研究目的、研究对象、研究工具

一、研究目的

本研究旨在帮助社交焦虑大学生从心理层面探索自我、认识自我，促进自我接纳和自我整合，降低社交焦虑水平，提高人际交往能力，提升心理适应能力和心理健康水平，并达到以下分目标。

第一，理解社交焦虑的根源，学会管理自己的情绪。

第二，给集体成员以信赖感，表现自己的认知及情感。

第三，通过与在集体中拥有与自己同样苦恼的人进行沟通，客服生活上的困难和孤独感。

第四，接纳自己，接纳别人，获得自尊和自信。

第五，把在集体活动中学会的正确经验和体验运用到具体的生活环境中去。

二、研究对象

本研究对湖南某大学自愿报名的200名学生进行了调查，并进行了交往焦虑量表（IAS）测量，选取总分45分以上、人际关系存在困难并表现出强烈的变化意志的大学生，以面谈和笔试等方式选出了被试者。

面谈内容包括主观感觉及客观行为评价，面试时在说明面试原则后，由一人面谈，一人记录，最终面试者对面谈内容进行了必要合理的补充。根据面谈和 IAS 的得分情况，分析其是否存在社交焦虑，还是存在其他心理疾病，并询问其最近是否接受过心理咨询或集体心理治疗等，以确定研究对象。

三、研究目工具

（一）社交回避及苦恼量表（SADS）

1969 年，Watson 和 Friend 编制社交苦恼及回避量表（SADS），用于筛查社交焦虑（附录 7）。社交回避及苦恼分别指回避社会交往的倾向及身临其境时的苦恼感受，量表含 28 个条目，其中 14 个用于评估社交回避行为，另外 14 个用于评定社交苦恼，这里采用"是否"的答题方式，分数范围从 0 到 28 分，得分越高，说明社交回避及苦恼的程度越高。

（二）交往焦虑量表（IAS）

交往焦虑量表（IAS）是 Leary 于 1983 年编制的，主要用于评定独立于行为之外的主观社交焦虑体验的倾向（附录 8）。该量表包括 15 个条目，分为 5 级进行评分，分数从 15 分（社会焦虑最低程度）到 75 分（社会焦虑最高程度）。

（三）症状自评量表（SCL-90）

症状自评量表（SCL-90）（附录 9）是 Derogatis 编制的，该量表由较广泛的神经病学症状组成，被广泛应用在精神障碍及心理疾病门诊，能使患者很好地了解自身的心理状况，主要包括躯体化、人际关系敏感、抑郁、强迫、焦虑、恐惧、偏执、敌对、精神病性 9 个因子，它的每一个项目均采取等级评分制（1 ~ 5 级），分别是没有、很轻、中等、偏重、严重，需要根据自己的亲身感受作答，最好是第一反应，而不是经过长时间考虑后再作答。本测验适用对象为成人（18 岁以上），测验目的是从感觉、情感、思维、意识、行为到生活习惯、人际关系、饮食睡眠等多种角度，评定一个人是否有某种心理症状及其严重程度。它对有心理症状，即有可能处于心理障碍或心理障碍边缘的人有良好的区分能力。其适用于测查某人群中哪些人可能有心理障碍，这些人可能有何种心理障碍及其严重程度；不适合测查躁狂症和精神分裂症。本测验不仅可以自我测查，也可以对他人（如其行为异常，有患精神病或心理疾病的可能）进行核查，如果发现得分较高，则应进一步筛查。量表作者未提出分界值，按全国常模结果，总分超过160分，或阳性项目数超过43项,或任一因子分超过2分,则应考虑筛选阳性,需进一步检查。

第二节　研究程序与实施过程

一、研究程序

将合格的被试者随机分为对照组与实验组两组，每组6人。在戏剧治疗干预之前，采集实验组与对照组干预前SADS、IAS、SCL-90等测量表的数据；对实验组进行戏剧治疗干预后，采集实验组与对照组干预后SADS、IAS、SCL-90等测量表的数据。最后，对以上采集的数据进行比较、讨论和分析。

本团体名称为"大学生人际沟通学习小组（戏剧心灵成长小组）"，团体性质属于成长发展与咨询相结合的同质性团体，具有较高的结构化程度，每周干预1次，每次2小时，通过戏剧体验活动进行团体心理辅导，由治疗师引导大家对戏剧体验活动进行深入分析。每次活动主要包括活动导入、演出活动、分享讨论三个环节，每次的活动内容与活动目标都有明确的对应关系。在活动中，团体里每个成员都拥有属于自己的名字，分别是小苹果、小燕子、丽丽、小鱼儿、小芳、梅子。为了保障干预过程的顺利进行，由两位具有国家二级心理咨询师资格证的大学辅导员桃李、汤汤担任助理治疗师。以下是戏剧治疗的干预过程，鉴于心理咨询伦理的相关要求，本书对团体成员的个人信息等内容做了恰当处理。

二、实施过程

（一）初期阶段——建立信赖关系

● 戏剧治疗第1次

治疗目标：

培养参与者对戏剧治疗的适应感，使参与者理解项目内容及规则要求，熟悉其他参与者和场所。让参与者了解项目并约定全程积极参与项目，以消除参与者心中的疑惑。

活动方案：

（1）治疗师自我介绍。

（2）项目说明与注意事项。

（3）签署知情同意书、协议书。

（4）SADS、IAS、SCL-90 检测表测评。

准备物品：

纸、笔。

治疗师观察：

治疗师先进行了自我介绍，并对项目进行了详细说明。团体成员在这次会面中都很紧张，不愿意说话，整体气氛很压抑。有些成员对活动持怀疑态度。

小苹果很羞涩，坐在一边默默地聆听治疗师对项目的说明，双眼盯着地面。治疗师对成员进行介绍，当提到她的名字时，她有些惊愕，脸一下子就红了。

小燕子与小苹果是好朋友，两人相约一起参加此次活动。小燕子一直挨着小苹果坐着，面无表情，身体有些僵直，不太说话。她说话时声音不大，说到一个问题时容易转到其他话题上。当治疗师向大家介绍自己时，她显得有些不好意思，低着头回避大家的目光。

丽丽坐在沙发边缘，话少，一直很尴尬地笑着，背部僵直。

小鱼儿坐在沙发边缘，身体前倾，手里紧紧地握着一个本子。眼睛一直盯着本子，不敢抬头。

小芳没有说过一句话，手紧握着放于双腿之上，驼背，用头发遮住大半部分脸。她经常回避治疗师的目光，不喜欢治疗师提到她的名字，羞于成为别人的焦点。

梅子说话声音很小，用笑来掩饰自己的尴尬。对是否参与活动很不确定、很犹豫，表达了很想参加活动但是又害怕影响自己的考研复习的想法。大家相互之间也没有任何对话。本来有些成员对活动持怀疑态度，在治疗师介绍完活动后，他们对活动有所理解，表示愿意参与活动，希望改变自己。

之后，治疗师发放了知情同意书、协议书以及 SADS、IAS、SCL-90 等检测表。在填写各种表格时，小苹果一个人坐在最远的一边独自填写。其他成员也是很安静地填写表格，相互之间没有交流。填写完表格后，治疗师与成员商议治疗时间的问题。丽丽主动说因为自己在兼职，所以希望时间为晚上。当确定时间后，治疗师问大家有没有其他的意见或者要求时，大家都很沉默。结束时，除了与原本就认识的朋友交流，其他成员之间还是没有任何交流。

下次计划：

通过身体训练来熟悉身体的感觉和如何用身体来表现自我，以及对其他成员、场地进行熟悉。

●戏剧治疗第 2 次

治疗目标：

通过身体训练来熟悉身体的感觉和如何用身体来表现自我，以及对其他成员、场地进行熟悉。

活动方案：

（1）活动导入：身体训练——"走走走"。治疗师引导参与者进入剧场的世界，让参与者想象脚底踩油漆，要想办法让自己的脚印布满整间教室的地板。然后想象自己的手也沾满油漆，除地板以外的空间要沾满掌印。接下来要意识到彼此的存在，在这个空间中共有 8 位伙伴，要想办法让彼此"均匀分布"在空间中。在此过程中，可以选择踮脚尖走、用脚跟走、二倍速度走、四倍速度走、边跑跳边走等。

（2）演出活动。①表演训练——"走走走"。加入不同指示，让成员完成动作。例如，听到"走"的指令时开始做动作，听到"停"的指令时停止做动作，听到"1"的指令时原地跳一下，听到"2"的指令时喊自己的名字，听到"3"的指令时拍手一下，听到"手"的指令时举起双手，听到"蹲"的指令时往下蹲。依序加入指示前，通过反复练习确认学员们听到指示能迅速完成动作，制造成功经验。然后打破规则，让成员做与指示相反的动作。例如，听到"走"的指令时要停，听到"停"的指令时要走，听到"手"的指令时要蹲、听到"蹲"的指令时把手举起来。

②滚雪球。大家围成一个圆，介绍自己的名字，并用身体动作来表示，其他人进行模仿。给每位成员三分钟的时间，思考如何用最好记的方式介绍自己的名字和特点。领导者可以先进行自我介绍，作为示范。

用一句话介绍自己，这句话中必须包含两个信息：姓名以及自己与众不同的特点，如"我是活泼好动的周蕙"，并用身体动作来表现自己。

从第二个成员开始，每个成员在用一句话介绍自己时都必从上一人开始讲起。比如，"我是坐在活泼好动的周蕙旁边的内向害羞的王林"。

在介绍完自己后，可以对自己的名字和特点做进一步的解释和说明。

在介绍过程中，每位成员都要集中注意力，努力记住该成员的名字，而且每个人都有协助他人完整表达的义务。

之后，思考和讨论以下几个问题：在刚才的游戏中，你说对了所有人的名字吗？你一共记住了几个人的名字？你采用了哪些方法来记住别人的名字？你为什么没能记住别人的名字？当别人准确说出你名字时，你的感受如何？别人叫不出你名字时，你的感受又如何？

③许愿精灵。给每人发一张小卡片，让成员补充下面两个句子：我加入团体是希望 _____ ？／我希望我们的团体是 _____ ？

准备物品：

纸、笔。

治疗师观察：

经过第一次的会面，参与者大概了解了活动的内容与目的。但是相互之间没有什么交流，也不太熟悉，对活动的场地也不熟悉。

第二次会面，大家刚聚集在一起的时候，都很羞涩、扭捏。进行暖身活动身体训练——"走走走"时，大家都跟着治疗师一起走，排着队按照顺时针走圈。这时，治疗师为大家进行示范："我们可以踩在凳子上面，可以倒着走，也可以走中间。"慢慢地，大家的紧张情绪稍微缓解了一些，在跑和边跳边走时，大家像回到了小时候，开始相互嬉笑，也大胆了一些，不再是排队走。

在想象自己的手脚沾满油漆时，在治疗师的带领下，也开始相互往对方身上拍，在桌子上、墙上、凳子上都留下了"脚印和手印"，最开始的拘束状态有所好转。在治疗师要求完成成员均匀分布在场地，形成圆圈、三角形和四方形的任务时，大家会一起想办法完成任务，相互之间有些许交流。但是，交流得还是不多，有些参与者还是不说话。小苹果与小燕子是好朋友，一直希望两人坐在一起。为了应时这种情况，治疗师将大家的位置重新打乱，重新设置新的秩序。暖身活动时，小苹果也一直跟着小燕子一块走。丽丽没有主动和别人互动，只是一直笑，笑得有些尴尬，想用笑来掩饰自己的紧张。小鱼儿稍显活泼一些，他会走在椅子上，也会主动去和其他成员互动，但是只会将手拍在与他来自一个系的丽丽身上。小芳一直很紧张，一句话也不说，声音有些发抖，表情有点不太高兴，很被动。梅子在暖身活动中，一直跟在其他成员后面走，缺少自己的想法。

经过暖身活动，气氛不再那么紧张，成员们开始表现出对后续活动的期待。在表演训练"走走走"时，大家的注意力都集中在活动之中。在治疗师要求成员做与之相反的动作时，成员们的创造力和想象力单一。当治疗师站着时，大家都是蹲着；当治疗师蹲着时，大家都是站着。有些成员干脆坐在地上不动。

到自我介绍"滚雪球"时，全体成员都很积极地解释自己的名字。小苹果在自我介绍的环节很害羞，很容易脸红。但是，当别人做了自我介绍之后，她会很主动地为别人鼓掌。轮到她自我介绍时，她解释道父母希望她平平安安，所以给她起的名字中有一个"苹"字，与平安的平同音。小苹果形容自己是容易紧张的。丽丽在回想她的名字时，停顿了一下，她很紧张地望着丽丽，很期待丽丽能说对她的名字。当丽丽说对她名字时，她舒了一口气。当小芳说到自己的姓氏时，她主动说咱俩一个姓。在写自己名字的时候，她把名字写得比较小，位于白纸的左边。

小燕子自我介绍时，声音有些发抖。她的话很多，思路有些不清晰，一会说到自己以前的物理老师名叫赵飞燕，很胖；一会说到自己以前的名字。看得出她很紧张。她形容自己是喜欢刺激的。在白纸上写自己的名字时，写得很大，没有画上标志，写在了纸的正中间。

丽丽在做自我介绍时，应该是想了很久，很小心地说自己的名字，声音很小。在回忆汤汤的名字时说错了，她觉得很不好意思。在整个活动进行过程中，她的话都很少，最大的特点就是一直用笑来掩饰自己的紧张。她对自己的评价是可静可动。在白纸上写名字时，名字写得很大，并进行了加粗。

小鱼儿在做自我介绍时，不仅说了自己的特点，还说了自己的爱好，形容自己的爱好很多。当治疗师要求他用身体来表现自己时，他显得格外僵硬。其余时间，他一直低着头，眼睛朝下看，当别人与他对视时，他会马上回避。在白纸上写名字时，名字写得很大，还画了很多笑脸图案。

小芳在做自我介绍时，有成员夸她说话很好听。她很高兴，说本来她的方言很重，总是被别人笑话。她于是就变得不喜欢说话，养成了不爱说话的习惯。她形容自己是安静的。当进行自我介绍环节时，她不知道该用什么动作来表现自己的名字，经过其余成员的鼓励，才试着用身体动作来表现自己的名字。在别人回忆她的名字时，她很紧张，一直目不转睛地盯着别人，手紧握在一起。在白纸上写名字时，她将自己的名字写在白纸的上半部分。

梅子在做自我介绍时，很紧张，声音很小。她形容自己是认真的、不爱说话的。在白纸上写自己的名字时写在了上半部分，每一个字下面都对应着一个小图案。

在辅助治疗师的带领下，成员们写出自己的名字，并画出代表自己名字的符号（但有些成员只写下了自己的名字）。在治疗师要求成员用身体动作来解释自己的名字时，有些成员想不出来，于是其他成员在治疗师的带领下发动集体智慧，为该成员设计动作。当成员中唯——位男性成员做身体动作时，有4位女成员自发地模仿。几乎所有成员都记住了其他成员的名字和特点，并表示当别人记住自己的名字时心里会很高兴。

最后的环节，每个成员都很认真地写下了对团体的希望和对自己的希望。

小苹果对自己的希望：成为性格开朗、乐观大方的人。对团队的希望：希望我们的团体：成为一个小家庭，成员之间关系融合。

小燕子对自己的希望：能够成为一个勇于表现自己的人，希望以后能积极乐观、热爱生活，活出自己的率真和价值，变胆大，变勇敢。对团队的希望：希望我们的团体积极向上、团结友爱、互相帮助、关系融洽。

丽丽对自己的希望：更加了解自己，更加肯定自己。对团队的希望：希望我们的团体是一个和谐、随和、互帮互助、坦然的团体。

小鱼儿对自己的希望：学会人际交往、学会沟通，与人相处更为融洽，在人多的场合不怯场、不羞涩、不伪装。对团队的希望希望我们的团体友好、团结、互助、融洽，成员之间能成为一起愉快玩耍的好朋友，能够共同努力、共同进步、共同成长。（他将写期望的纸折成了一个很好看的形状，比较有创造力和想象力。）

小芳对自己的希望：能交到更多知心朋友。对团队的希望希望我们的团体温馨、和谐，成员之间相处融洽。

梅子对自己的希望：变得更加大方、得体（举止言行），更加善于沟通，性格更加外向、活泼，交到一些朋友，发现自己的优缺点，更了解自己，完善自己、在以后面试、求职时可以轻松应对，更加大胆地在很多人面前表现自己（声音大些，内心自然、不拘谨）。对团队的需求：团结友爱，互相帮助，相互学习，共同进步。

在填写训练前的心理背景调查表时，大家都离得很远，不愿意别人看到自己写的内容。此阶段，小芳一直露出不高兴的表情，一直问治疗师，我可以不写吗？我不喜欢写，我没有喜欢的书，我不想写，我没有聪明的时候。最后，她空了很多问题。但是她与治疗师约定回家进行思考，下一次活动时将表补充完整。

结束时，治疗师再次强调活动的保密性，并约定下次活动时间。

此次会面开始时，气氛还是比较尴尬的，大家都不太说话。暖身活动稍微缓解了一些紧张的气氛。虽然大家还是有些生疏，但是已经初步形成一个小团体。在做自我介绍时，大家都主动、自发地进行了简单的自我探索和自我剖析，大家都集中注意力，努力去记住其他成员的名字和特点，并表达了希望改变自己的愿望。

下次计划：

形成信赖关系，形成亲密感，了解他人眼中的自己。

●戏剧治疗第 3 次

治疗目标：

形成亲密感；了解他人眼中的自我。

活动方案：

（1）活动导入：反应训练——大风吹。参赛人数 8 人，放置 7 把椅子。大家围成一个圆圈，坐在椅子上。治疗师在中央说："大风吹。"众人各占一位置并说："吹什么？"成员甲再说："吹戴眼镜的人。"凡是有此特征的成员必须交换位置，成员甲也可抢位置，届时未抢到位置者换至中央为主角。以此类推，"吹什么"的特征可变换。

（2）演出活动：自我介绍。两人自愿结成一组，相互进行自我介绍，尽量将自己的信息告诉对方，并说一说参加本次活动的期望。介绍结束后，大家围成一个半圆，半圆前面空出来的地方摆上一把椅子。之后相互扮演对方，将刚刚所感受到的表情、身体动作、语气都要表现出来。另一位来评价他的表演正确与否，还可以加以纠正。

（3）分享自己的感受。

准备物品：

椅子。

治疗师观察：

到了第三次会面，大家已经相互认识，多少有些了解了，但是还是不够熟悉。大家还是习惯坐在活动之前就认识的成员旁边。在进行暖身活动时，都习惯观察熟悉的朋友，然后说出他们的特征。

小苹果在暖身活动中被推至中间时，她用手捂住脸，脸很红。

小燕子在暖身活动中，每次游戏都有针对性地指向小苹果，按小苹果当天的服装特点来说有特点的人。相比其他人，小燕子还是更愿意与熟悉的人来往，对新的朋友有一些回避。熟悉的小苹果会给小燕子带来安全感。

丽丽在暖身活动中依然话很少，只是喜欢笑。

小鱼儿由于是男生，所以在团体活动中稍显活泼一些，其他成员的注意力也都容易集中在他身上。但是，他的话不多，在其他成员说话时，他一般都只是低着头，眼神往下看。在游戏结束时，留下的是他这个唯一的男性成员，于是大家起哄要他表演节目，但他表现的很羞涩。治疗师说你唱个歌或者说个笑话也行，他低着头说我都不会，然后干站着不动。治疗师说那你来一组五连拍吧，摆五个动作拍照。他犹豫了一会儿才愿意拍照。在拍照时，他的脸很红。

小芳在活动中一直不太想别人注意到她。她参与活动的意愿也不是很强烈。她认为自己表现得非常自然，可是在别人眼中她很拘谨。

梅子在参加暖身活动时，不太敢说话，但是会很认真地看别的成员的表演。在戏剧主题活动开始前，梅子主动说，她之前很犹豫要不要参加这次活动，因为她以前也参加过其他类型的团体辅导活动，但是她觉得没有什么效果，互动的时间很少。经过上次的活动，她觉得气氛由尴尬转为轻松，这让她松了一口气，所以她决定要全程参加活动。

在进行"猜猜我演谁"角色扮演的时候，分成了四组。汤汤和梅子是第1组，小鱼儿和小苹果是第2组，小芳和治疗师是第3组，丽丽与小燕子是第4组。演出完，大家一起分析演得像不像，指出像的点和不像的点。大家在看别人模仿自己的时候，既期待又觉得很好笑，都特别想了解别人眼中的自己。

小苹果与小鱼儿是一个小组，当小鱼儿模仿她时，她的眼神特别专注，很在意他人是怎么看待自己的。其他成员都认为小鱼儿模仿得很像。小鱼儿模仿的小苹果喜欢用一只手去捂住自己的脸，说话的时候一只手放在腹部前面，托着另一只手，有点类似思考者的动作。她说她自己并没有意识到自己的小动作这么多，当其他成员将目光放在她身上并说大家都注意到了她的动作时，她的脸特别红，声音也很颤抖，快哭出来了。当大家在讨论小燕子给大家的第一印象时，小苹果说小燕子特别率真，有点像男孩子的性格。小苹果比一般女孩子更有女人味，她的动作都很轻柔，说话也很小声、温柔，性格也胆小。她也表达了自己想像男孩子一样胆大一些的愿望，这样与别人交往的时候能够不那么紧张。

　　在小苹果模仿小鱼儿时，他都不太敢看小苹果。两人的性格有点相似，都喜欢用一只手去捂住自己的脸，说话的时候一只手放在腹部前面，托着另一只手，有点类似思考者的动作。治疗师让他们站在一起相互纠正对方不像自己的地方，两人同时做了同样的动作。

　　丽丽模仿的小燕子说话速度很快，语调也很相像。让小燕子指出丽丽哪模仿得不好时，她指出自己的语速应该没有这么快。但是，团体其他成员也都认为小燕子的语速很快。小燕子说自己以前没有意识到自己语速这么快，应该是在一个新环境中还是有些紧张导致的。

　　小燕子模仿的丽丽说话时喜欢做手摊开的小动作，话少，说话声音很小，笑的时候居多，很文静。丽丽认为自己确实很喜欢笑，用笑来掩饰与他人相处时的紧张，而且之前也没有发现自己说话时会有那么多小动作。她认为自己与不熟悉的人相处时，表现得很不自信。其他成员有说到丽丽是一个被动型的人，她想与他人交流，但是又不敢与他人来往。丽丽主动表达了自己希望在社交场合中更有自信的决心。

　　治疗师模仿的小芳眼神向上看，飘忽不定，手扶着桌子边缘，说话时身体会小幅度扭动，说话小声，语速慢，但吐词清晰。其他成员说，小芳给他们的感觉是很有礼貌，声音很好听，普通话很标准。小芳嘴角上扬，被其他成员夸奖，她感到很开心，但是又不敢很明显地表现出来。她说，其实她上大学以前都没有说过普通话，来到大学，同学们都笑话她的方言口音，她很自卑，从此不敢跟别人说话，也不敢看别人的目光，只能自己偷偷练习普通话。现在她的普通话已经练好了，但她还是不爱跟人说话。其他成员评论小芳饰演的治疗师不太像，还是有她自己害羞的原因在其中。

梅子与辅助治疗师汤汤一组，她饰演的汤汤很不自然，汤汤其实是一个很开朗大方的人，但是梅子因为自己的性格，所以演不出汤汤的自然。汤汤说出自己是什么样的，让梅子跟着她学，当进行第二遍模仿时，梅子给人的感觉就没那么紧张了，而且很自然。辅助治疗师汤汤饰演的梅子声音很小、很文静。她认为辅助治疗师饰演的就与自己一模一样。她主动提出来："我知道自己的声音小，我是因为不敢说话，我希望以后能够改变我自己。"

结束时，治疗师再次强调活动内容是保密的，不能向外传播。

通过这次活动，各个成员之间的关系更近了一点，相互之间也更加了解。通过让别人饰演自己来进行自我介绍，不仅能让各位成员知道别人眼中的自己是什么样的，还能促进成员进行积极的自我探索。虽然这只是第三次活动，成员之间还没有过多的交流，但是能够发现在这个团体中，成员之间是相互尊重、相互关心的。全体成员对治疗师也形成了一定的信赖感。大家都愿意积极参与治疗，没有迟到、早退的情况发生。成员都有改变自己，让自己在社交中更有自信的期望。

下次计划：

与组员培养亲密感，找到自我积极和消极的部分，即使是消极的部分也要承认是自己的一部分。

●戏剧治疗第 4 次

治疗目标：

与组员培养亲密感，找到自我积极和消极的部分，即使是消极的部分也要承认是自己的一部分。

活动方案：

（1）活动导入：踩报纸游戏。两人一组，不可与之前已经有过搭档经验的组员成为一组。每组发一张报纸，两人同时站在报纸上，成功在报纸上站立 3 秒钟即可通过，通过的小组需要将原来的报纸对折，即面积缩小一倍，然后两人需要再次站立上去，以此类推。游戏直到剩余最后一组时结束。

（2）演出活动：制作报纸人偶。先填写角色检验表。用报纸来做自己的样子（喜欢的部分和不喜欢的部分），说明喜欢和不喜欢这一部分的原因。将自己不满意的身体某一个部位的情况说出来，不过仅限生理上的缺点，越形象、越生动、越具有调侃性越好，不需要解释原因。说完后，自己要大声说一句话："虽然这样，但是我还是喜欢我自己！"台下的组员可以用掌声代表自己接受和认可的程度。说得非常敷衍的可以不让下台，组员们以"嘘"声表示，该参与者就要继续讲下去，直到大家认可为止。

（3）分享自己的感受。

准备物品：

报纸、彩纸、胶带、剪刀、针线、蜡笔、彩笔。

治疗师观察：

暖身活动刚开始时，大家有些不太习惯与其他组员这么亲密的接触，但在感受到游戏的乐趣后，组员之间开始慢慢变得更加亲密了。

在进行暖身活动时，小苹果与丽丽一组，但是小苹果的参与意愿不是很高。丽丽一直都很积极地参与，在暖身活动中相对主动。

小燕子与辅助治疗师汤汤一组，两人的身体接触面积由少到多，慢慢地，两人之间产生了默契。

小鱼儿从暖身活动至最后，整个过程都很积极。在做踩报纸的游戏时是与辅导治疗师桃李一组，他主动想各种方法来维持在报纸上的平衡。

在进行暖身活动时，小芳的参与意愿不是很强，眼神中流露出不情愿。在踩报纸游戏中与梅子一组，因为搭档是女生，她很自然，与梅子合作得很默契。

梅子从暖身活动至最后，整个过程都在用心参与，脸上也时常带着微笑，在整个活动中表现得也很自然。

在做报纸人偶时，大家都很认真。但是，说自己喜欢的部位和不喜欢的部位时，都显得不太自信。在其他成员的支持下，每个成员都愿意真心接受自己的优缺点。

小苹果在介绍报纸人偶时，用很小的音量说喜欢自己的眼睛，不喜欢自己宽宽的肩膀。在练习说"虽然这样，但是我还是喜欢我自己"时，她音量仍然很小，但是她的眼神很坚定。成员们都能感受到她接受自己优缺点的态度。

小燕子展示自己的报纸人偶时，有些害羞，觉得不好看。她不太自信地说她喜欢自己的身材，但是不喜欢自己的牙齿（有些不整齐）。在一次又一次练习说"虽然这样，但是我还是喜欢我自己"时，她的害羞慢慢消失，音量也慢慢变大。

丽丽第一个做完报纸人偶，在参观了其他成员做的人偶后，她对自己制作的人偶有些不太满意，于是又给它加上了一些装饰。她说喜欢自己的笑容，不喜欢自己的身材。在前面成员的示范下，她很坚定地喊出："虽然这样，但是我还是喜欢我自己。"

在做报纸人偶的环节，小鱼儿是最后一个做完的，人偶做得特别精致。他说他喜欢自己手臂上的肌肉，但是不喜欢自己有些不匀称的身材。他在喊"虽然这样，但是我还是喜欢我自己"时，并不是很真诚，总有些不太自信。

小芳制作报纸人偶时很认真，但当报纸人偶做好后，她感到并不好看，便变得有些不好意思。她说她喜欢自己的双眼皮和眼睛（脸上带着微笑），不喜欢自己的眉毛和睫毛（有些不自信）。治疗师要求喊出"虽然这样，但是我还是喜欢我自己"时，一开始她说不出来，或用很小的声音说但在其他团体成员的支持和鼓励下，她的音量慢慢变大。

梅子展示自己的人偶时，说喜欢自己的皮肤和腿，不喜欢自己的小眼睛。在说出"虽然这样，但是我还是喜欢我自己"时，她用了一种我们从没有在她口中听到过的大音量，一口气喊出这句话，让大家都感受到了她接受自己的态度。

结束时，治疗师再次强调活动内容是保密的，不能向外传播。

此次活动结束后，团体氛围形成，团体成员之间相互支持。最开始在介绍报纸人偶时，大家都有些不自信，不能接受自己不喜欢的部位。在治疗师的引导下，渐渐能够正视自己，为之后继续探索自己提供了很好的基础。虽然团体成员之间愿意相互展示自己的缺点，但团体之间的信任感还需加强，只有这样才能更好地了解自己、探索自己。

下次计划：

增强组员间的彼此信赖感与团体安全感，通过6幅图了解现在自身的问题和阻碍以及能帮助自己的是什么。

（二）中期阶段1——探索自我

●戏剧治疗第5次

治疗目标：

增强组员间的彼此信赖感与团体安全感，通过6幅图了解现在自身的问题以及阻碍和能帮助自己的是什么。

活动方案：

（1）活动导入：镜子游戏1。①同步全身镜。两人面对面，一人做动作，另一人进行模仿，要求能完全同步。所以其中一人开始做动作时要尽量慢，感觉另一人能够同步时，再逐渐增加难度。②无矜持表情镜。再此过程中，只着重脸部表情的模仿，通过示范抛开矜持，鼓励成员活动脸上的肌肉。

镜子游戏除了能帮助参与者表达情绪，还能使参与者设身处地地通过主动想象、戏剧扮演和肢体动作接近另一参与者。开始时，活动领导者提醒行动者的动作要缓慢而平稳，目的不是挑战对手，而是达到同步。一段时间后，假如两人都能集中精神，模仿者应该能凭直觉预期行动者的动作。比如，要求参与者保持眼神接触，而不是观看对方移动的身体，这样有助于模仿者与动作者关系的加深。然后，请两人互换角色，按照相同的流程进行。接着，让参与者放弃原来的角色，当任何一人发现对方任何的动作时，就能立刻做相同的动作，没有先后，外人完全无法辨别谁是行动者、谁是镜子。镜子游戏要求参与者的精神高度集中，敏感地捕捉任何细微的动作。这个活动可以打破彼此的隔阂、拉近距离，促进彼此之间的分享和交流。镜子游戏是进入他人世界，联系他人、身体表达和超越情绪感觉的过程。

（2）演出活动：6幅图之一：寻找助力者与妨碍者。参与者们画好之后，将所有的画摆在一起，猜猜画的作者是谁。最后选出一张画，做成雕塑。雕塑常常会引发人们的情绪，带来很多讯息，其鼓励参与者从象征进入具体呈现，以戏剧方式处理内在挣扎与自己的关系；帮助参与者分析其在生活中的角色和面对的任务，并帮其找到解决的方法。

（3）分享自己的感受。

准备物品：

纸、彩笔、蜡笔。

治疗师观察：

刚开始进行暖身活动时，大家都觉得很好笑，总是进入不了状态。治疗师要求大家将双手放在一起，把对方当成镜子里的自己，慢慢地，大家就能用心去感受镜子游戏。在治疗师的引导下，大家讲述了玩镜子游戏后的感想。所有成员都表示，从来没有与一个人对视这么长时间，觉得很奇怪、很紧张、不习惯。

在玩镜子游戏时，小苹果与辅助治疗师汤汤一组，小苹果比较被动，一般是由汤汤带着她做，刚开始动作有些僵硬，后来就变得自然些了。她们在对视的时候，小苹果没有躲避，很坦然地看着汤汤并带有微笑。因为两人穿着相似的衣服，所以小苹果说感觉就是在看着镜子里的自己，让人很放心。

小燕子与治疗师一组，她一直回避治疗师的目光，身体也很僵硬。在治疗师的带领下，慢慢地，两人的动作开始同步，但是她还是不敢与治疗师对视。

丽丽与辅助治疗师桃李一组，游戏开始后，丽丽有些不敢和桃李有目光上的接触，每次对视的时间都不长。丽丽觉得自己有些尴尬，桃李做了一些比较有趣的动作，试着拉近彼此的距离。随着游戏的进行，丽丽僵硬的身体开始放松了，也敢长时间和桃李对视了，在交流时，两人可以用简单的眼神相互示意了。治疗师在问每对搭档之间有没有电流产生时，桃李用一个疑问的表情面向丽丽，丽丽小声说"我们之间有"。

做导入部分的游戏时，小鱼儿一直在笑，说与他搭档的小芳老是回避他的眼神，所以他也不敢再与小芳对视。他的动作也很僵硬，两人的动作总是不能同步。

小芳进行游戏时很羞涩，总是回避搭档的目光。

梅子在整个游戏过程中表现得都比较自然。

接下来，治疗师让每个人都画了 6 幅图画。然后将所有图画一起摊开放在地上，大家对画进行投票，看自己对哪一组最感兴趣。小苹果的画票数最高。治疗师让小苹果来用雕塑造型将画里的内容具体呈现出来，并加以解释。小苹果的 6 幅图如图 5-1 所示。

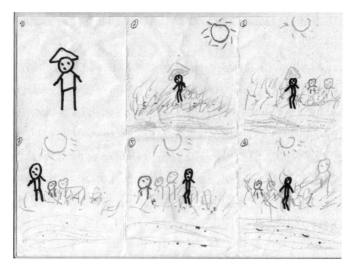

图 5-1　小苹果的 6 幅图

　　小苹果的 6 幅图画的主人公是一个渔夫，这个渔夫在钓鱼，突然一男一女两个小朋友过来嬉闹，把鱼都吓跑了，阻碍了渔夫钓鱼。后来，小孩的母亲训斥小孩妨碍了渔夫钓鱼，要将小孩带走。渔夫觉得嬉闹是小孩的天性，不应该受到训斥，于是跟小孩的母亲说没有关系。最后，渔夫带着两个小孩在河边愉快地玩耍。她描绘的画面是渔夫坐在草地上，身后有太阳和大树，身旁有一只小兔子。河里有鱼来来回回地游，身旁还有一个盛鱼的小桶。治疗师问她，如果小朋友妨碍你钓鱼，你的反应和情绪是怎样的。她说结果是钓不到鱼，但是对小朋友讨厌不起来。治疗师让一位参与者做了她的替身，让她以旁观者的角度来看雕塑造型。小燕子在做替身时，她也认为一个人钓鱼会很惬意。最后小苹果承认比起与小朋友一起玩，更喜欢一个人钓鱼的感觉。治疗师问她为什么更喜欢一个人时，她刚开始不想说出来，后面很直白地向大家说了很多，说的过程中她一直在搓自己的手，神情也很不自然，她说她很少跟人说这件事，因为她不想因此获得别人的同情。小苹果说出自己是父母收养的小孩，养父母收养她之前有一个儿子，但是这个儿子天生残疾。养父母很疼爱她，一直对她说她是父母的希望，是哥哥的靠山。后来，养父母在她高中时生了一个弟弟，她和她养父母的关系从那时起就发生了变化，不再像以前那么亲密了。影响她与养父母关系的人是弟弟，能帮助她的是一位高中时期的好友，那位好友很照顾她，会陪她做一些胡闹的事情来帮她暂时忘记弟弟带来的痛苦。

小苹果在讲述自己的故事时，小燕子双腿弯曲，用手抱着自己的腿，用很认真的表情倾听。

小苹果在制造雕塑造型时，小鱼儿一直很安静地看着，没有说话。

丽丽有时会别过头，眼睛看地上。

当小苹果讲到自己的故事时，梅子的神情也变得忧郁起来。当遇到没听到或没听懂的事情时，她也会询问坐在旁边的成员。

其他成员都对小苹果进行了鼓励。治疗师要求给予小苹果支持时，小芳开始抽泣，说到自己也有同样的感受，能理解小苹果。她认为父母更爱哥哥，哥哥比自己更优秀，她觉得很伤心。但是，想到以后有哥哥跟她一起分担照顾父母的压力，觉得也不错，她认为小苹果应该多和父母沟通。在小芳讲述自己的时候，小苹果感觉得到了理解。小燕子直接给了小苹果一个拥抱。辅助治疗师汤汤说自己有个小7岁的弟弟，当时觉得爸爸只喜欢弟弟，后来自己去问了爸爸为什么只喜欢弟弟，爸爸说认为有弟弟以后，弟弟能帮汤汤分担以后的责任，减少她的压力。梅子和丽丽都认为弟弟以后会替小苹果分担照顾父母的压力，不一定是父母不信任小苹果，而是为了减轻小苹果的压力才有的弟弟。小鱼儿用自己父母离异并重组家庭生了小孩的事情表示自己有同样的感受，鼓励小苹果用另一个角度来看待这件事情。在大家的鼓励和帮助下，她的情绪得到了缓解，神情也变得没那么忧郁。

治疗师让参与者解释自己的作品，丽丽先解释了自己的作品，然后跟大家诉说自己也是离异家庭的小孩，从少缺少母爱。她塑造了她在母亲再婚家庭吃饭时的雕塑造型和自己与父亲吃饭时的雕塑造型，发现阻碍自己接近母亲的是母亲再婚的家庭，能帮助自己的只有自己。

她画的主人公是一家三口，这一家三口出门散步时，看到一条很可怜的流浪狗，小孩子和爸爸想把狗带回家养，但是妈妈不同意，小孩就自己找了一个空房子来养狗。当狗变得健康、漂亮的时候，妈妈接受在家养这条小狗，于是一家人带着小狗愉快地生活。丽丽的画如图5-2所示。治疗师还没有开始问问题，丽丽就开始抽泣，治疗师紧紧握住她的手，她慢慢平静下来。父母在她7岁的时候离婚，听大人说，是因为妈妈性格太强势，爸爸性格太软弱。离婚后，爸爸一直没有再婚，妈妈再婚还生了三个小孩，听大人说妈妈再婚后生活得并不是很好。小时候她跟爷爷长大，但是爷爷对她很不好。爸爸是一个性格特别好的人，对自己也特别好。虽然家与妈妈住的地方很近，但她与妈妈很少联系，最近一次联系是在一年前，因为她很讨厌妈妈。治疗师让丽丽在治疗室中大概摆一下自己家与妈妈家的方位与大致距离。丽丽将自己家摆在治疗室的门口，将妈妈家摆在治疗室的另一端，她说站在家里可以看见妈妈家的房子。治疗师让她站在家的位置，看妈妈家的方向，并让她用雕塑造型来展示妈妈家里有什么人，他们在干什么。丽丽制作了一个妈妈与继父还有三个孩子正围着桌子一块吃饭的场景。治疗师问丽丽，看到这个场景有什么感觉。她说，觉得妈妈很幸福，虽然知道妈妈过得不好，但是可能从心底还是希望妈妈能过得好。治疗师让丽丽布置一个自己家吃饭的场景，她制作了一个只有她与父亲一起吃饭的雕塑造型。之后治疗师让一位成员做她的替身，让丽丽看这两个雕塑造型，并询问她的感受。丽丽觉得妈妈很幸福，自己和爸爸很可怜。这时，丽丽的身体一直在发抖，并且开始大声哭泣。治疗师问丽丽为什么那么久没和妈妈联系。她说心里有道坎。治疗师问她，是怕爸爸介意吗？她说不是，爸爸性格很和善，不会介意的。治疗师让丽丽走进妈妈的家看看，她却不愿意。治疗师问她，是什么阻碍了你靠近妈妈？她说觉得妈妈是个很强势的人，她还有了自己的家庭，妈妈不需要自己了。治疗师问她有什么办法能帮助她靠近妈妈，她回答没有什么能帮助她的，她觉得自己还小，不想去想这些问题，可能以后自己长大一些，更加成熟之后，心里的坎自然而然就会消失。这时，丽丽舒了一口气，身体也放松了下来。其他成员都对丽丽进行了鼓励以及给予支持。

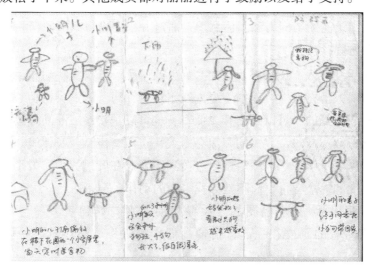

图5-2 丽丽的6幅图

丽丽在制作雕塑造型的时候，小苹果一直很用心、很认真地观看，有一种找到了同伴的感觉。丽丽讲述到父母离异一直跟父亲生活在一起时，小苹果就很关心地问道："你妈妈没有来看你吗？"她有一种很想帮助丽丽的渴望。在要求用一些话语鼓励丽丽时，小鱼儿直接拥抱了丽丽。丽丽在讲述自己的故事时，小芳很认真地听，并主动用拥抱来鼓励丽丽。梅子也拥抱了丽丽，但没有说什么话。

经过这次活动，团体成员之间已经很熟悉，也形成了信赖感。大家都能敞开心扉，将隐藏在内心的秘密分享出来。相互之间都能产生同理心和共鸣，而且都能相互给予鼓励、支持和帮助。

最后，治疗师让大家用手连成一个圆圈，然后把今天活动的内容全部存在这个圆圈里，不要泄露出去。

大家都能够很积极地参与到活动中，还愿意敞开心扉，寻找自己现在面对的困难与能帮助自己的人。团体的积极性很高，团体的氛围很融洽，都愿意相互帮助支持。

下次计划：

增强组员间的协同力和团体意识，帮助其他4名成员通过6幅图进行积极的自我探索。

●戏剧治疗第6次

治疗目标：

增强组员间的协同力和团体意识，通过6幅图进行积极的自我探索。

活动方案：

（1）活动导入：镜子游戏2。①声音镜。镜子可以反映动作，也可以反映声音。两人坐在地上，其中一个人发出声音，另一人进行模仿。声音可以是轻柔的或粗野的，可以是高音或低音，也可以是持续或断断续续的。当声调同步并持续不断时，放大的声浪会令人兴奋。②声音及身体镜。声音和身体并用，先从身体开始，然后慢慢过渡到声音。在此过程中，鼓励参与者加大动作幅度和提高音量，而不是寻找多变的动作、声音。

（2）演出活动：6幅图之二：寻找助力者与妨碍者。参与者们画好之后，将所有的画摆在一起，猜猜画的作者是谁。最后选出一张画制成雕塑。

（3）分享自己的感受。

准备物品：

纸、彩笔、蜡笔。

治疗师观察：

经过上一次活动，大家都敞开了心扉，将自己的内心存在的问题大方地讲了出来。这一次活动开始时，大家明显比以前亲密了。进行暖身活动镜子游戏时，有些成员表现得很兴奋，有些成员则很淡定。

进行暖身活动时，小苹果与梅子一组。小苹果显得有些拘谨，还是有些不敢出声，经过一段时间的适应后慢慢地放松下来。

暖身活动中，以前羞涩的梅子变得活跃起来，主动带着小苹果做一些有趣的动作。

小燕子和小鱼儿一组，在此过程中，她一直很开心。声音镜活动中，两人利用轻柔的声音很默契地哼出来一首热情洋溢的歌。

与小燕子相比，小鱼儿略显羞涩，目光游离，不敢直视小燕子。但在小燕子的感染下，小鱼儿也敢大声地用声音来表现自己。这时，小鱼儿放松了一些，身体不再僵硬。

丽丽与辅导治疗师桃李一组，她显得有些拘谨。慢慢放松后，两人的声音和动作也都同步了，产生了默契。

小芳与辅导治疗师汤汤一组，小芳刚开始注意力不太集中，但是很放松，两人的动作特备一致。

其他4位成员依次解释自己上次画的作品，并通过雕塑造型找到自己的阻碍者与帮助者。团体成员间都用自己的方式表达对其他成员的支持。

小芳的作品（图5-3）呈现出主人公犹豫的状态。主人公小明捡到了一百元人民币，小强劝小明自己拿着花，小红劝小明把钱交给警察。小强和小红在争吵，最后小明在小红的陪伴下把钱交给了警察。治疗师首先让每位成员假想自己在路上看到一百元人民币会有怎样的反应，然后将反应不同的成员分成小强组和小红组。让小芳站在中间，"小强"和"小红"站在小芳两边说自己的看法。小芳听着两边的争论有点发晕，治疗师喊停，问小芳最近有同样的感觉吗？小芳说最近思考到底要不要考研。可见小芳面临的阻碍是怕考研难，自己考不上；能帮助她的是志同道合的同伴和更多的信心。治疗师让团体成员都给予小芳一些鼓励，大家围成一个圆圈，小芳站在中间，成员们将自己的手搭在她身上，将自己的力量传送给她。当汤汤鼓励她"你比你想象的优秀"时，小芳开始流眼泪。梅子表示自己也在准备考研，希望和小芳一起学习、一起进步。小芳认真聆听成员们对她的鼓励，眼神慢慢从不自信变得坚定起来。

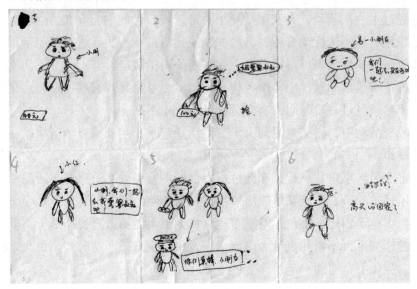

图 5-3　小芳的 6 幅图

　　小鱼儿画中的故事很曲折（图 5-4）。主人公是一位骑士，他的使命是营救公主。阻碍他的是恶龙和假公主，给予他帮助的是同伴与真公主，最后骑士救出了真公主。在观看图画后，大家对"假公主"很感兴趣，都问小鱼儿"假公主"是什么样的，为什么会有"假公主"。对于这一点，小鱼儿也解释不了，他认为事情都是很曲折的，做一件事情没有那么容易成功。治疗师让他将"假公主"与"真公主"的雕塑造型制作出来。他有些抗拒，说不知道怎么做。

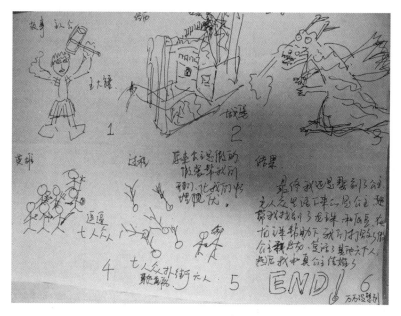

图 5-4　小鱼儿的 6 幅图

　　梅子作品中的主人公是一位勇士，他要打败蛇妖，拯救村民。阻碍他的是蛇妖，帮助他的是女娲，最后正义的一方胜利了（图 5-5）。治疗师问她最近生活中有没有遇到"蛇妖"。她只盯着自己的画，支支吾吾不想说。后来，她思考了一会，说自己的父母并不支持她考研，可是她现在毕业找不到好的工作，想通过考研提升自己的能力，从而找到更好的工作。她在讲述这些事情时，思路不是很清晰，表情很忧郁，一会说父母不支持她考研，一会又说从小父母就希望她受到好的教育。治疗师要她将阻碍她的用雕塑表现出来，她雕刻了一个蛇妖，做完之后，她觉得雕塑像哥哥。她说哥哥虽然已经工作了，但是收入不稳定，还要父母来支援，母亲身体不好，家里的经济压力就大了。因此，父母希望她不要考研，可以尽早工作来补贴家里。她第一次发现，原来自己对哥哥有这样的看法。治疗师要她塑造出女娲的雕塑，她将女娲塑造成了一个很有亲和力并且有魔法的女性形象。她说能帮助她的是能给她带来正能量的人。之后，大家都用自己的方式表示对她的支持。

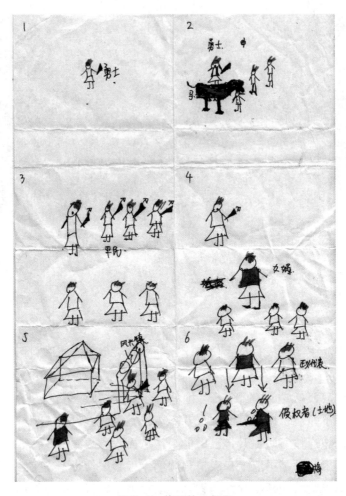

图 5-5　梅子的 6 幅图

小苹果在其他人说出自己的问题时，一直很认真地聆听，并给予自己的意见。

小燕子是最后一个解释自己作品的，看着前面的成员探索自我的过程，她的眼神有些迷茫，手有些发抖。她在被人讲故事间隙仔细看了看自己的作品。轮到她来做主人公时，她声音有些小，她画的是两个人一块去冒险。阻碍她的是巫女、妖怪、蛇，能帮助她的是狗、太阳和苹果，最后经过千辛万苦，主人公得到了神秘宝藏（图5-6）。她叙述道，她现在正在准备的考研就像一场冒险，因为她报考了一个很难考上的学校。巫女、妖怪是她在考研途中遇到的各种困难，蛇代表了自己内心的恐惧，她担心自己落榜。狗代表忠诚的陪伴者，太阳代表指引她方向的光，苹果代表食物和能量。她不想一个人经历这场冒险，能帮助她顺利找到宝藏的是能一直陪伴她、志同道合的同伴和彼此坚定的信念。讲完故事后，其他成员都给予了她鼓励和支持，小鱼儿和梅子表示自己也在准备考研，希望能相互帮助、相互陪伴。这时，小燕子的眼神开始变得坚定起来。

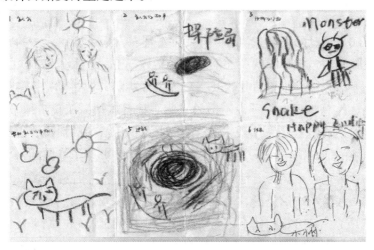

图5-6 小燕子的6幅图

上次活动中，丽丽讲述了自己的故事，这次活动开始时，她变得很坦然，情绪高涨，积极主动地帮助其他成员探索自己。

团体的氛围越来越好，成员之间建立了信赖感。大家都学会了积极的自我探索，从一开始混沌的状态变得越来越清醒。虽然团体的成员之间产生了信赖感，但是信赖感的程度还不够高。有些成员还是在犹豫之后才说出真实的自己。大家的积极性很高，越来越具备自我疗愈的功能。

下次计划：

熟悉高兴、幸福、害怕、愤怒、悲伤等多样化的感情表现，试着用表情或语言表达自己的消极情绪。

●戏剧治疗第7次

治疗目标：

（1）熟悉高兴、幸福、害怕、愤怒、悲伤等多样化的感情表现，试着用表情或语言表达自己的消极情绪。

（2）通过故事，鼓励参与者提供一个自己曾经经历过的社交困境，描述焦虑情境，并挖掘其焦虑的原因。

活动方案：

（1）活动导入：表情和身体训练。①表情训练。用表情来打招呼（高兴的表情、幸福的表情、愤怒的表情、悲伤的表情等）。②身体训练。用身体动作（可以加上声音，但是不能说话）来表现各种情感（高兴、幸福、愤怒、悲伤等）。

（2）演出活动：女娲造人1。有一位女神叫女娲，她在茫茫的原野上行走。她放眼四望，山岭起伏，江河奔流，丛林茂密，草木争辉，天上百鸟争鸣，地上群兽奔腾，水中鱼儿嬉戏，草中虫豸跳跃，把这世界点缀得相当美丽。但是，她总觉得有一种说不出的寂寞，越看越烦，孤寂感越来越强烈，连自己也弄不清楚这是为什么。她与山川草木诉说心中的烦躁，山川草木根本听不懂她的话；对虫鱼鸟兽倾吐心事，虫鱼鸟兽哪能了解她的苦恼。她坐在一个池塘旁边，茫然看着池塘中自己的影子。忽然一片树叶飘落池中，静止的池水泛起了小小的涟漪，使她的影子也微微晃动起来。她突然觉得心头的死结解开了。是呀！为什么她会有那种说不出的孤寂感？原来是世界上缺少一种像她一样的生物。想到这儿，她马上用手在池边挖了些泥土，和上水，照着自己的影子捏了起来。捏着捏着，捏成了一个小小的东西，模样与自己差不多，也有五官七窍，双手双脚。捏好后往地上一放，居然活了起来。女娲一见，满心欢喜，接着又捏了许多。她把这些小东西叫"人"。

辅导员先让参与者大致回顾一下女娲造人的故事，然后让参与者想象自己是女娲。首先，让各位"女娲"在自己的领域布置自己的世界。其次，描述一下自己的心情（现在世界中只有"女娲"自己）。最后，思考"女娲"最先会造什么样的人，总共造几个人，并描述一下自己造的人。之后，选一位参与者扮演"女娲"与这些"人"相处。即根据之前提交的社交焦虑量表让这位参与者与最让他在交往中感到紧张的人（如教师、一位迷人的异性）相处，并设定一个场景。其他参与者可以扮演场景中的角色或者物品。所有成员一起对其认知、情绪、行为和所处情境进行分析讨论，帮助其寻找存在的问题。例如，当时我的心里是怎么想的？如果这是真的，那么说明了我是个什么样的人？这对我、我的生活和我的未来有什么意义？我在担心什么？如果这是真实的，那么可能发生的最坏结果是什么？别人会对我有什么样的看法？挖掘出这位参与者焦虑的原因，帮助其克服困难。让参与者描述，如果再次回到当时的情境，他应该如何与让他感到紧张的人相处，并用戏剧表演出来。

（3）分享自己的感受。

准备物品：

音响、香薰灯。

治疗师观察：

刚开始做表情和身体训练时，大家都不能很好地将自己的情绪用表情或者身体动作表达出来。有些成员在表现开心、幸福、愤怒、悲伤四种情绪时，表情很单一。

在做表情与身体训练时，小苹果所有的情绪都是用同一个动作和同一个表情来表现的。在其他成员表现愤怒时，摔东西的动作让她产生了共鸣，她主动说这也是她愤怒时的表现，并重新用摔门来表达自己的愤怒。

小燕子能很好地表现出开心、幸福、愤怒和悲伤的情绪。开心的时候会跳起来，愤怒的时候会指着门外说"滚"，悲伤的时候是背靠墙慢慢蹲下来。

虽然丽丽针对四种情绪做出了不同的表情和动作，但是眼神很单一。

小鱼儿很快做出了开心、幸福的表情和动作，但是在被要求做愤怒与悲伤的表情和动作时，他不肯做，他表示他已经很久没有过愤怒和悲伤的情绪了，每天情绪都一样，很平静，没有起伏。这时，治疗师示范了愤怒与悲伤的表情，其他成员做得很好，他也开始尝试模仿治疗师做的表情，到做悲伤的表情时，他的眼眶发红，有泪花在闪动。

小芳能很好地表现出开心、幸福、愤怒和悲伤的情绪。开心时放声大笑，幸福时小声偷笑，愤怒时用力摔东西，悲伤时靠在朋友肩上小声哭泣。

梅子的表情和动作很单一，体会不到情绪的反差。在想象自己是女娲时，她表示想做一个活泼的人，因为她自己很害羞，很容易紧张，活泼的人往往能帮她缓解这种情绪。

听完女娲的故事，大家开始把自己想象成女娲，一部分成员表示要做很多个与自己一样的人，另一部分成员表示要做与自己完全相反的人。

小苹果在想象自己是女娲的时候，她说她会做很多与自己一样的泥人，这样才能有人理解她。

小燕子说，会做很多可爱的小孩，这样会觉得很轻松。

丽丽表示要做与自己一样的泥人，与自己相像的人相处会感到放松。

小芳表示要造与自己截然相反的人，她认为与自己相反的人才容易相处。

小鱼儿说要做感情专一的人，这样才会幸福。因为他从小父母离异，父母又都重组家庭，所以他认为女娲应该造一些感情专一的人。

治疗师先让小鱼儿来描述让自己觉得紧张的人，他想了很久也没有想出来。这时，梅子主动说，我来描述一下吧。她认为在台上讲话时，台下的人都盯着她看，她会觉得很紧张，并描绘出大一竞选学生会干部在台上发言时的场景。最后发现，她在上初中时因自习课上与同学讲话，被班主任当众大声指责，这给她留下了阴影。治疗师重现了当时的情境，并让她对扮演教师角色的成员说出自己当时想反驳班主任的话。她用很小的声音说了对班主任指责的不满。治疗师站在她旁边与她一起反驳班主任的指责，梅子的声音开始变大，将自己的不满全部发泄了出来。这时，梅子的情绪得到了宣泄，感觉很轻松。治疗师要求她重新站到竞选学生会干部的讲台上发言，她很大声地开始做自我介绍，并主动要求为大家表演才艺。她很大声地唱歌，其他成员在台下鼓掌并小声合唱，以此表达了对梅子的支持和鼓励。

在帮助梅子时，小苹果的参与度降低，表情有些忧郁。小燕子因为感冒身体不舒服，没有过多发言，表情随着梅子的情绪变化而变化。梅子在讲述自己被班主任指责时，小燕子的表情开始变得忧郁；梅子在唱歌时，她主动举起双手为梅子加油打气。丽丽一直很热情地鼓励持梅子。小鱼儿在帮助梅子时，情绪很高涨。小鱼儿很愿意帮助他人，但是不愿意将自己内心里的想法表达出来。小芳有些走神，但是大部分时间都在认真关注和帮助梅子。

大部分成员在做表情和身体训练时，不能很好地用身体和表情表达自己的情绪。在下次活动中，应该加强对表情与身体的训练。团体成员之间相互支持，能带来很多正能量，而主动地相互鼓励和相互帮助，是将活动进行下去的基础。团体的氛围很好，但是还是需要增强成员之间的信赖感，有些成员还是不太愿意将自己的心门打开。

下次计划：

（1）教授放松的方法，让参与者学会放松，消除紧张情绪，复习表情训练。

（2）通过故事，鼓励每位参与者提供一个自己曾经经历过的社交困境，描述焦虑情境，并挖掘其焦虑的原因。

（三）中期阶段 2——自我发展

●戏剧治疗第 8 次

治疗目标：

（1）教授放松的方法，让参与者学会放松，消除紧张情绪，复习表情训练。

（2）通过故事，鼓励每位参与者提供一个自己曾经经历过的社交困境，描述焦虑情境，并挖掘其焦虑的原因。

活动方案：

（1）活动导入：腹式呼吸放松训练与表情训练。①腹式呼吸放松训练。练习时尽量找一个舒服的位置坐下或躺下，坐着时要把脚掌平放在地上，背部靠着椅子的靠背，双手放在大腿或椅子的扶手上，轻轻闭上眼睛，慢慢、深深地吸入一口气，直到胸、肺部有鼓胀的感觉；再吸一点，停顿一两秒钟之后再缓缓地呼出；把这口气缓缓地呼尽，停顿一下之后，再吸入第二口气，如此反复练习 5 ～ 10 次。注意：视时间而定，练习时只能通过鼻孔呼吸；仅留意你的呼吸；可弯曲手臂，把大拇指轻轻放在肋弓下缘，另一只手和手指与身体垂直放（胸前），想象膈肌的运动。吸气时，膈肌的肌肉纤维收缩并被往下拉（腹部收缩）。呼气时，膈肌纤维被上拉，这时空气从肺内排除，膈肌变成了球面状（腹部舒张）。之后，用双手模仿这些运动。吸气时，手指向外伸直；呼气时，弯曲手指，使之形成球面状；身体坐直，闭上眼睛；想象腹部如潮水般起伏，膈肌上下运动。解释原理：心身相互影响，心里紧张可以通过放松躯体来缓解。然后，按照下面程序进行操作：头部—颈部—肩部—手臂—背部—腹部—臀部—腿部—脚趾（紧张与放松交替进行）。②表情训练。将高兴和悲伤两个情绪用雕塑造型表现出来，治疗师用相机拍下来，将照片展示给大家看，看其他成员能否从雕塑造型中看出高兴和悲伤的情绪。

（2）演出活动：女娲造人 2。大致回顾一下女娲造人的故事，让参与者想象自己是女娲。首先，让各位"女娲"在自己的领域布置自己的世界。其次，描述一下自己的心情（现在世界中只有"女娲"自己）。最后，思考"女娲"最先会造什么样的人，总共造几个人，并描述一下自己造的人。选另一位参与者扮演"女娲"与这些"人"相处。即根据之前提交的社交焦虑量表让这位参与者与最让他在交往中感到紧张的人（如教师、一位迷人的异性）相处，并设定一个场景。其他参与者可以扮演场景中的角色或者物品。所有成员一起对其认知、情绪、行为和所处情境进行分析讨论，帮助其找出自己存在的问题。例如，当时我的心里是怎么想的？如果这是真的，那么说明了我是个什么样的人？这对我、我的生活和我的未来有什么意义？我在担心什么？如果这是真实的，那么可能发生的最坏结果是什么？别人会对我有什么样的看法？挖掘出这位参与者焦虑的原因，帮助其克服困难。让这位参与者描述，如果再次回到当时的情境，他应该如何与让他感到紧张的人相处，并用戏剧表演出来。

（3）分享自己的感受。

准备物品：

音响、香薰灯。

治疗师观察：

丽丽今天需要参加一个考试，未能参加本次活动。

做腹式呼吸放松训练时，小芳不能将注意力集中在呼吸训练上，而其他成员都能随着治疗师的引导进行放松。做表情训练时，在表现高兴这个情绪时，小芳与小苹果的雕塑造型都没有表现出高兴的感觉。其他成员都能很好地将高兴和悲伤的情绪表现出来。

在腹式呼吸放松训练中，小苹果能很好地放松下来。但是，在表情训练中，小苹果无法将高兴的情绪用雕塑造型表现出来，她表现出来的高兴带有一些忧郁和不自然。小苹果说在生活中没有高兴的事情，体会不到高兴是什么样的。在这个环节中，大家都认为辅助治疗师汤汤的跳跃最能表现高兴的情绪。治疗师让汤汤在前面带领大家一起练习跳跃，以此感受高兴的情绪。小苹果在跳跃练习中，慢慢感受到高兴的感觉，笑得也更自然了。小鱼儿、小燕子、梅子都能很好地跟随治疗师的引导来练习腹式呼吸进行放松，在表情训练中，他们塑造的雕塑造型与情绪一致。

在女娲造人的环节，小苹果、小燕子、小芳分享了让自己觉得紧张和不舒适的人和社交场景。在治疗师和其他成员的帮助下，她们找到了自己在社交场景中产生紧张情绪的原因。

小苹果在女娲造人的环节中分享到，最近一次让她觉得很不适的社交场合是在一次非正式聚会上，并将这个场景布置了出来。这时，她的表情很严肃，说参加聚会的人都是教师和身份地位高于她的长辈，这些她觉得很不舒服，全程一句话都没说，长辈与她开玩笑，她也不敢笑出来。治疗师问她为什么不敢笑出来，她说很害怕自己做错，别人笑话她。治疗师问她为什么会这么在意别人对自己的看法。她想了一会儿，说"这件事让我印象很深刻，但是我也不知道是不是因为这件事对我影响很大，后来才会这么紧张"。治疗师让她场景重现。那是她上初中时，与同学走在放学的路上，一位男同学在评论另一位同学时说道："小苹果，你看她又黑又瘦，真像个吸毒犯。"小苹果心里特别难受，觉得假如自己被其他同学在背地里议论，肯定很难过。加之，小苹果那时候刚知道自己是被收养的小孩，很怕被别人议论。之后，小苹果就很容易紧张，与他人相处时，从来不敢主动说话或者表现自己。治疗师问她对那位男同学是什么感受，她用很嫌弃的表情说，我很讨厌他，很不喜欢他这么议论别人，但是当时自己又不敢表达不满。治疗师让小苹果选择一位成员扮演那位男同学，让男同学背对着小苹果，小苹果可以说出自己的感受。小苹果用很小的声音说道："别人长什么样，关你什么事。"治疗师坐在小苹果边上，当小苹果的替身，与她一起表达自己自己的情绪。有了治疗师的支持，小苹果的声音越来越大，能很好地将自己的情绪表达出来，这也是对她自己的一个暗示，不用太在意别人的看法。

小燕子布置了一个学校举行说课比赛的场景，她在讲台上说课时，特别紧张，手抖得都不能在黑板上好好写字，语速快，声音小，只想快点结束。她说是在一个很大的教室里进行比赛，下面坐着的是同学和评委老师。治疗师问她最让她感到紧张的是同学还是老师，她说是老师，因为老师会指出她专业上的错误，她很粗心，很容易出错。其他成员都表示大家都很粗心，稍微注意一下就好了。小燕子听到后，找到了一种归属感，觉得自己不是异类。她说在高中时期，一次考试很粗心，错了很多不该错的地方，分数很低。老师在班上说："粗心是一种能力的不足。"她觉得老师就像在说她，不能拿粗心当借口，其实就是自己能力不足。从此，她特别害怕犯错，在台上讲话时觉得很紧张。治疗师让其他成员给小燕子一些提高自信的建议，大家都建议她在上台前可以多做准备，准备充分了，就不会紧张。很多人都粗心，犯错没有关系，之后改正过来就是了，不要总是在同一个问题上出错就行。听到大家的建议和鼓励，小燕子很认真地点点头，表示赞同。

小芳布置了一个这样的场景，她在做家教时，小孩的家长一直在旁边走来走去，她觉得很紧张。治疗师问她为什么会有紧张的感觉。她说第一次去做家教时，以为教小学生很容易，什么都没有准备。在教一道题时，她教错了，后来再去做家教时，家长在旁边她就很紧张，觉得自己一定会错。她的紧张来自不相信自己的能力和不自信。治疗师问她什么时候开始不相信自己，将这个场景重现出来吧。小芳再现了自己小时候偷看妈妈日记的一个场景。她妈妈的日记上写着哥哥是妈妈的命根子，家里都要靠哥哥。因为哥哥很优秀，父母老说要她向哥哥学习。从此以后，她觉得自己总是做不好，不相信自己的能力，开始变得不自信。这时，她的眼神有些飘离，神情有些落寞。其他的成员都对小芳表示支持和鼓励，在团体成员的鼓励下，她落寞的神情慢慢消失。

小苹果在帮助小燕子和小芳寻找紧张的原因时，主动说出自己的想法，并且这次活动中说的话比前几次活动加起来都要多，情绪也很高涨，表情也有了很多变化。小鱼儿在帮助其他成员寻找紧张的原因时，积极扮演辅助角色，并能主动发表自己的观点。梅子在帮助其他成员寻找紧张的原因时，积极扮演辅助角色，但是话很少。听其他成员成员讲述自己的故事时，她的表情会随着成员情绪的变化而变化。

此次活动中，团体的气氛更加融洽了，各个成员的参与度越来越高。最开始很沉默的小苹果和小芳的参与度也慢慢变高。各个成员不仅形成了一个团体，相互之间也产生了很强的信任感。经过前几次的自我探索，各个成员对自己有了新的认识，重新接受了自己。

下次计划：

帮助其他两名成员找到社交困境及其产生的原因，并做一个总结。

●**戏剧治疗第 9 次**

治疗目标：

（1）学习冥想放松法。

（2）通过故事，鼓励每位参与者提供一个自己曾经经历过的社交困境，描述焦虑情境，并挖掘其焦虑的原因。

活动方案：

（1）活动导入：冥想放松训练。先一起做一些瑜伽动作来放松，然后进行冥想。

想象自己躺在海边的沙滩上（音乐背景）。

想象自己躺在家乡的田野里（音乐背景）。

（2）演出活动：女娲造人3。大致回顾一下女娲造人的故事，让参与者想象自己是女娲。首先，让各位"女娲"在自己的领域布置自己的世界。其次，描述一下自己的心情（现在世界中只有"女娲"自己）。最后，思考"女娲"最先会造什么样的人，总共造几个人，并描述一下自己造的人。选一位参与者扮演"女娲"与这些"人"相处。即根据之前提交的社交焦虑量表让这位参与者与最让他在交往中感到紧张的人（如教师、一位迷人的异性）相处，并设定一个场景。其他参与者可以扮演场景中的角色或者物品。所有成员一起对其认知、情绪、行为进行分析讨论，并设置一系列问题。例如，当时我的心里是怎么想的？如果这是真的，那么说明了我是个什么样的人？这对我、我的生活和我的未来有什么意义？我在担心什么？如果这是真实的，那么可能发生的最坏结果是什么？别人会对我有什么样的看法？挖掘出这位参与者焦虑的原因，帮助其克服困难。让参与者描述，如果再次回到当时的情境，他应该如何与让他感到紧张的人相处，并用戏剧表演出来。

（3）分享。回顾6位参与者经历过的社交困境和造成各自焦虑的原因，分享自己的感受和想对其他成员说的话。

准备物品：

音响、香薰灯。

治疗师观察：

治疗师带领成员做了一些简单的双人瑜伽动作，让成员进行热身，并寻找平衡、相互信任和支撑的感觉。在此过程中，小芳与小苹果一组，两人一起配合能将前面三个简单的动作做出来，但是到了最后一个双人椅子式的动作时，小苹果会将自己的重心前移，把所有的重量放在自己的身上，然后两人一块倒下。双人瑜伽动作失败后，她又接连试了几次，还是因为同样的原因失败，她神情有些失望。小芳重新挑战了很多次，但还是失败了，她也只是笑了笑，没放在心上。其他成员之间都能很好地完成。

接下来，放音乐，让大家借助音乐进行冥想，并在冥想结束后，将自己脑海中的那幅图画出来。除了小鱼儿脑海中呈现的是一段伤心的回忆，其他人都是很放松、很舒服的感觉。

小苹果冥想后，选择了一张绿色的彩纸，在彩纸上画了一个幽静的山谷，她和同伴一起在山谷中玩耍，觉得很惬意，表情中充满向往（图5-7）。

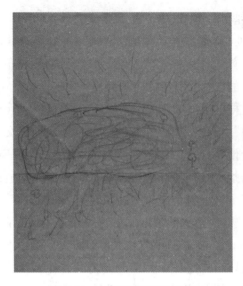

图 5-7　小苹果冥想后画的画

小燕子选择绿色的彩纸，并在上面画了一幅在海边的画（图 5-8）。傍晚，她坐在沙滩上看着远处的一家人在放风筝。她觉得这是很舒服、很放松的。

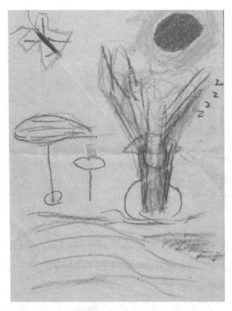

图 5-8　小燕子冥想后画的画

丽丽画的画是清晨的一条乡间小路，那就是她小时候住过的地方（图5-9）。她很小的时候，父母还在一起，经常带她走那条路，所以她觉得很愉快。

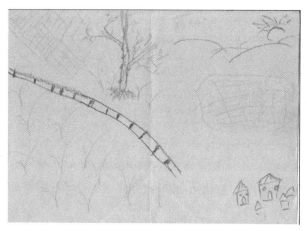

图5-9　丽丽冥想后画的画

小鱼儿画的是他小时候的经历（图5-10）。小时候，他和爷爷一块住，半夜醒来，爷爷不在家，他一个人就站在家门前哭。他感觉很伤心、很无助。在描述画面时，他用很慢的语速来描述这些事情。

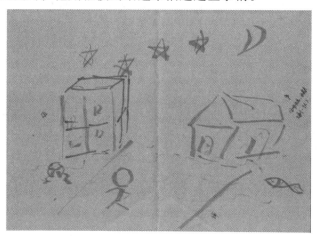

图5-10　小鱼儿冥想后画的画

小芳画的是小时候和小伙伴在家门口摘枣子的情形，虽然当时风有些大，但是很凉爽（图5-11）。她觉得特别舒服和开心。

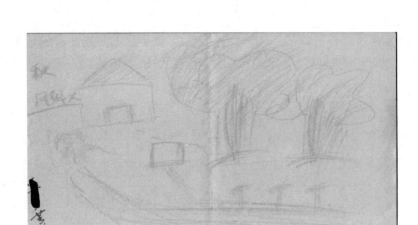

图 5-11　小芳冥想后画的画

　　梅子画了两幅画，一幅是小时候和小朋友一起看星星（图 5-12）。开始是一个人坐在栏杆上看星星，后面与小朋友一块玩。另一幅是爸爸妈妈带着一个小女孩在海边留下脚印（图 5-13）。她说父母带着小孩在海边玩是她所憧憬的情景（梅子实际上还有一个哥哥，但是她很少提及哥哥）。

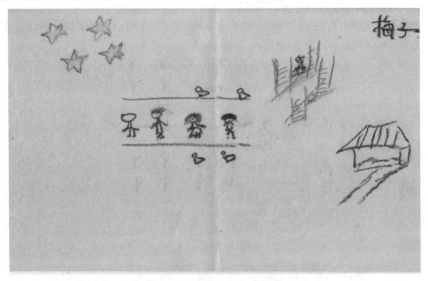

图 5-12　梅子冥想后画的画之一

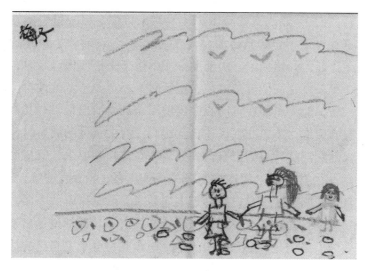

图 5-13 梅子冥想后画的画之二

在女娲造人的环节中，帮助小鱼儿与丽丽一起寻找社交困境和挖掘其原因。其他成员都对两人进行了安慰和鼓励。治疗师问小鱼儿有什么让他感到紧张或者不舒服的社交场合时，他说可能在正式场合有些紧张。小芳说有一件关于小鱼儿的事情，她记忆特别深刻。之前在活动中，大家在填写资料，小芳是站着填写资料，这时小鱼儿推了一把椅子到她旁边。小芳就问怎么了，小鱼儿不说话，小芳说这椅子是给我坐的吗，小鱼儿还是不说话。小鱼儿想关心朋友，但是不知道怎么说出来，不会好好地表达自己。小鱼儿觉得表达出来也没有用。他边尴尬地笑着，边讲述了他小时候的一件事情。小鱼儿小时候父母离婚了，他寄养在姑妈家，他觉得在姑妈家很压抑，想去找母亲，本来想坐火车去，但是错过了火车，就想着自己沿着小路走到母亲家去，在路上碰到一个小男孩（不认识），这个小男孩也想离家出走，但是在家门口徘徊。小男孩的家人找到了小男孩和小鱼儿，就将他们两个带回家。小男孩的家长问小鱼儿家人的电话号码是多少，他说了妈妈的电话号码，心想，这样妈妈就会来接他。但是，来接他的是姑妈，因为这件事，他被他爸爸带到更远的地方去生活了。他很伤心，也不敢随意表达自己的想法。治疗师让小鱼儿将自己在小男孩家的场景布置出来，小鱼儿说自己就和小男孩在沙发上看电视，一直到姑妈来接他。这时，他的声音很低沉，不愿意主动说话，治疗师问一句，他才答一句。治疗师让其他成员依次扮演小鱼儿的母亲，来说说当时为什么没有出现，由治疗师先开始。治疗师手搭在小鱼儿的肩膀上，轻声说："妈妈真的有困难才没有来接你，但心里也不好受，一直牵挂你，哪有母亲不想和自己的小孩在一起的。"这时，小鱼儿的肩膀微微颤抖，眼圈泛红，开始抽泣。由辅助治疗师桃李来扮演他母亲时，他哭得很大声，桃李本来就是一位母亲，在她说话时，小鱼儿感觉就像自己的母亲在跟他说话一样，他将压抑在自己心中的委屈全部发泄出来了。其他成员个了他一个安慰的拥抱。小鱼儿在讲述自己妈妈没有去接他的故事时，丽丽边听边想回避，眼圈泛红，想到了自己的处境。在治疗师要求大家扮演小鱼儿的妈妈对小鱼儿说几句话，丽丽在听到"妈妈"的心声时，想到了自己的妈妈，好像自己的妈妈在跟自己解释和表达爱意，就觉得有些委屈。轮到丽丽时，她控制不住自己的情绪，手搭在小鱼儿的肩上，话都说不出来，还有些哽咽，最后给了小鱼儿一个紧紧的拥抱。小鱼儿在分享完自己的故事后，特别安静，也没有特别多的肢体动作和语言，和平时的他有些反差。

治疗师让丽丽想象自己是女娲，捏一个让她感到紧张的对象。她立马想到最近在教她开车的教练，那个人很严肃、很凶。特别是有一天，教练当着车上所有人的面骂她时，她觉得特别不开心。这让她联想到初中时期一个男生的遭遇。那个男生是她的同班同学，是一名成绩优异的学生，父母都是班上的老师。一天，男同学与英语老师起冲突，班主任当着全班同学的面将这名男生踹到了垃圾桶旁边。男同学的父亲也当着全班同学的面训斥他。治疗师让她将这个场景布置出来，她就坐在同学中间，看着男同学。丽丽看到男同学的遭遇后很惊恐，觉得该同学很可怜。她从此看到老师就害怕，一跟老师说话就紧张。治疗师让她将当时心里想说但没表达出来的话对扮演老师的成员说，她开始有些害怕，但在其他成员的鼓励下，开始表达："你身为一个老师，不应该不去弄清楚事情到底是怎么样就体罚学生，他只是一个小孩，作为老师，应该好好引导他，而不是以暴制暴。"说出来后，丽丽松了一口气。

小苹果在小鱼儿和丽丽讲述自己的故事时，开始有些心不在焉，但是后面也开认真听，有时候会发表自己的意见，比前几次更加主动地表达自己的感受。小燕子、小芳在小鱼儿和丽丽讲述自己的故事时，都一直认真听，并给予自己的看法。虽然梅子的话不多，但是神情跟着这两位成员的情绪变化而变化。

整体活动很顺畅，成员之间也都开始相互关心。信任感有所增强，让成员放心地将隐藏在内心里的感受都表达出来，而其他成员也会主动地给予支持和鼓励。

下次计划：

增强参与者的团队协作能力和团队互助精神。通过创作故事和演技练习学习"拒绝"。

●**戏剧治疗第 10 次**

治疗目标：

增强参与者的团队协作能力和团队互助精神。通过创作故事和演技练习学习"拒绝"。

活动方案：

（1）活动导入：抢椅子。抢椅子是小时候常玩的游戏，可以锻炼我们的观察能力、速度和灵活度。首先将板凳围成一个圈，人也站成一个圈。主持人拿着木棒（或其他能敲响的）开始敲时，人们就围着板凳同一方向转，并且按敲击的快慢有节奏地转圈。当敲击声停止，人们就要坐在板凳上。因为少一个板凳，所以会有一人没板凳坐，淘汰者下场时，会撤下一个板凳，然后继续进行第二轮。如此反复，直到两个人争一个板凳时，冠军就诞生了。

（2）演出活动：创作业"拒绝"故事。团体成员一起创作完成一个关于"拒绝"的故事，每人讲述一个既定的故事，无论他决定何时停止叙述，下一人都要接着此故事往下讲，再由最后一人说出故事结局。说故事相当于建构故事，参与者压力较小，而且可以自己选择说的长短或停在哪个时间点。故事结局可以是完全开放的。故事完成后，将故事以戏剧的形式呈现出来。

之后进行"拒绝"练习。首先，所有组员面对面坐好，跟着指导者以最大的声音吼："不！不行！"（要求挺胸、抬头、目光坚定有神、语气果敢甚至愤怒。）其次，组员之间互相提一些合理或者不合理的要求，被要求者果敢坚定甚至愤怒地拒绝他。

（3）分享。互相讨论练习感受：是否我拒绝别人，就会得罪别人？我以前是有求必应，现在突然改变，别人会不会觉得我虚伪？

准备物品：

椅子、笔、纸。

治疗师观察：

进行暖身活动时，小苹果不太积极。其他成员都积极参与，特别是小鱼儿，很积极，也很敏捷，最后只剩下辅助治疗师汤汤和他来决胜负，他很绅士地将板凳让给了汤汤。

暖身活动后，成员的身体完全放松，先通过一个小的创造故事来进行暖身，激发大家的想象力和创造力。随后，全体成员共同创造了一个关于"拒绝"的故事：有一天，我的同学找我借200元，我不知道怎么拒绝他，我的同学很着急用钱，需要我快速做出决定。（梅子）最后我还是打算把钱借给他，因为他经常帮我拿快递。（小燕子）到了月末，我经济很紧张，发信息给同学，同学说现在还不了，下次再说。我很着急。（桃李）我约他出来见面，被同学拒绝了。（小鱼儿）我就向其他同学借钱。（小苹果）其他同学都说是月末，自己也没钱，以此为由拒绝了我，我觉得很伤心。（小芳）我去食堂时，遇到了借我钱不还的同学。（丽丽）然后我走过去，说我没钱吃饭。（汤汤）同学就把钱还给了我。

最后，大家一起练习了如何说"不"，并讨论了练习的感受。创作完"拒绝"故事后，治疗师问小苹果，如果同学再找你借钱，你该说怎么办，她回答会借给他，但是心里不开心，不知道如何拒绝。在练习说"不，不行"的时候，治疗师示意不需要理由，直接说出自己的不情愿。面对朋友的请求，小苹果一开始说不出拒绝的话，后来在治疗师的带领下，能很坚定地说"不"。小苹果在这次活动中很主动地参与讨论，这一次主动发言的次数比以往活动中的发言次数多很多。

对治疗师提出的问题，小燕子说得看关系，如果不是关系很亲近的朋友就会拒绝，如果是关系比较亲近的朋友，不知如何拒绝。在练习说"不，不行"的时候，小燕子在治疗师的示意下小声说出"不"，但是经过朋友的哀求，她又开始不坚定，治疗师马上站到她身边帮助她一起说"不"，她才坚定地拒绝。在讨论问题时，小燕子很认真地参与讨论。

在丽丽练习说不时，她主动述说了自己的苦恼，寝室的床分上下铺，她住下铺，她刚刚坐下，上铺的同学一直要她递东西，她想拒绝，但是她又不好意思拒绝。看了前面几个成员的示范，她大声且坚定地说出了"不"。这次活动中，丽丽在听别人讲故事时，有时会认真听，有时也会整个人放空，两眼盯着地板，表情呆滞。到了丽丽练习时，她的表达思路清晰，也很积极地述说了自己的故事。

小鱼儿表示仍然会借钱给朋友，但是心里肯定有些想法。在练习说不时，小鱼儿迟迟说不出拒绝的话，一直很沉默，在其他成员的鼓励下，才鼓起勇气说了一声"不"。之前的活动中，小鱼儿与其他成员的交流较少，这次活动中，他会主动与其他成员交流，也开始与大家分享自己的内心世界。

小芳与小苹果的回答一样，会借钱给朋友，但是心里不开心，怕拒绝后朋友会疏远自己。在练习说不时，一开始小芳并不能果断地拒绝，在治疗师的帮助下，她的语气慢慢变得坚定起来。

梅子表示会借，但是会看自己的能力，而且不太会拒绝别人的请求。练习说不时，梅子迟迟不肯说不，治疗师陪她一起练习了很多次，她才能说出拒绝的话。

此次活动中，成员能积极分享自己的感受，成员之间的交流不再是客套的寒暄，而是真正的用心交流。各位成员在练习时，其他成员能积极地在旁边配合和表达自己的支持，让成员能更好地自我发展。

下次计划：

巩固前期所形成的团体信赖感和协同力，培养参与者的自信，运用戏剧来改善焦虑。

●戏剧治疗第 11 次

治疗目标：

巩固前期所形成的团体信赖感和协同力，培养参与者的自信，运用戏剧来改善焦虑。

活动方案：

（1）活动导入：双目对视训练。两人一组，互相注视对方眼睛或将眼睛视线停留在交谈对象的鼻子上，不可以闪躲，不说不笑，每次 1 分钟。训练分三个等级：一级是面对同性，目光不回避；二级是面对异性，轻松自然；三级是面对师长，从容不迫。在组内模拟训练中，师长暂由治疗师代替。

（2）演出活动：在与领导或者老师谈话的场景中进行社交练习。让参与者描述一个与领导或老师谈话的社交场景，并让其用戏剧的方式表演出来（可以自由选择角色）。

（3）分享。

表演者表演结束后，由组员点评其在社交中有哪些有事，也可以采取合适的方式指出他的不足。表演者自己也可以谈感受。

准备物品：

彩色布。

治疗师观察：

双目对视训练中总共分了三个等级，在第一个等级与同性对视时，所有成员都无法静下心来与对方对视，都会很尴尬地笑，眼神有所闪躲。在训练之后，成员可以认真地与对方对视。在与治疗师对视时，都有不同程度的紧张感。由于团体成员中只有一位男生，所以治疗师邀请了一位心理学系的大三学生王臣（男）来辅助治疗，方便该男生进行同性对视训练。

在双目对视训练中，小苹果与小芳一组，两人刚开始并不能很好地用眼神交流，慢慢地小苹果的表情变得很认真。小苹果在与异性对视时，面无表情，甚至有些木讷，但刚一结束就笑出声来。她与治疗师对视时很紧张，面部的小动作很多。

小芳的眼神一直闪躲，很容易受旁边人的影响笑出声来。她在与异性对视时，刚开始很认真，对视了一会儿就很想笑，眼神开始飘向别处。她是最后一个与治疗师对视的成员，在其他成员与治疗师进行对视练习时，她躲在一个角落默默注视着。她虽然很紧张，但会想办法平复自己的紧张感。

小燕子与梅子一组，两人开始对视时觉得很好笑，再对视时相互握住手，就变得很放松。在与异性对视时，小燕子也很放松，但在与治疗师对视时，她很紧张，手有些微微发抖，眼神有些闪躲。在治疗师的眼神示意下，她慢慢敢面对治疗师的注视。

梅子在与异性对视时，比与同性对视要紧张一些，结束对视后，马上走到另一个方向去，感觉这样才能消除自己的紧张感。其在与治疗师对视时，紧张感更高，手紧抓着自己的衣服边缘。

在双目对视训练中，丽丽与辅助治疗师汤汤一组，在对视过程中，丽丽格外紧张，表情和身体很僵硬，觉得很尴尬，经常皱眉，嘴角微微向下。丽丽在与异性对视时，也觉得尴尬，一结束就马上走到角落里，想缓解自己的紧张感。其在与治疗师对视时，眼神闪躲得很厉害。

小鱼儿与王臣一组，两人对视时，一直忍不住笑，进行了三次练习，才能不回避对方的注视。因为团体中男生很少，在练习与异性对视时，小鱼儿与多位异性进行对视，开始很不自然，表情僵硬，练习几次后，对方觉得想笑或尴尬时，小鱼儿还能用眼神去安抚对方。其在与治疗师对视时，有些羞涩，眼神有所闪躲。

双目对视训练后，成员都表示与老师或上级谈话会紧张。之后，集体讨论与老师或上级谈话时的哪种场景最紧张，并设计台词。集体讨论后设计出来的场景是自己与两位老师进行交谈，老师询问自己以后的人生规划。所有成员都觉得在老师面前不敢表现自己，怕说错话，做错事，怕老师对自己有什么不好的评价，因为老师的评价会影响其他人对自己的评价。治疗师让全体成员自评紧张度，从1分到10分，1分代表紧张度最轻，10分代表紧张度最重。最后选出分数最高的成员为主人公。

丽丽在自评与老师交谈时的紧张度时，自评分为7分。由于丽丽的自评分最高，所以可以得出其与老师交谈时的紧张度最高。治疗师让她来饰演主人公，与老师交谈。丽丽选择了辅助治疗师桃李扮演老师的角色，丽丽饰演的学生坐在凳子上，老师则站着，并且一直询问丽丽以后的人生规划是什么样的。丽丽只在老师问话时回答问题，不会主动说话，而且回答都特别简短。这时，团体成员都能感受到丽丽的紧张和拘束。

这时，其他成员给予丽丽一些建议。小燕子建议丽丽不要坐着与老师说话，可以站起来，这样都在一个水平线上就没有那么压抑。小苹果建议丽丽要转变认知，老师也是普通人，不用那么紧张。丽丽说自己不喜欢和老师交谈，觉得老师的评价会影响他人对她的评价。在读幼儿园的时候，自己把书包扔到一旁，有位老师很凶地打了自己，所以她觉得老师很凶，不想与老师有过多接触。听取大家的建议后，丽丽站着扮演与老师交谈的学生，而饰演老师的辅助治疗师桃李在与丽丽交谈时，做了一个与丽丽分享零食的动作，丽丽的表演比之前要轻松自然一些。其他成员可以在观看完表演后，发表自己的看法，一起思考怎样才能消除紧张感。

小苹果在其他同学参与戏剧表演时，她很认真地观看并积极参与讨论，比起之前，更关心同伴，参与度也有所提高。最后，她分享到老师也是普通人，这样想就能正常与老师交流了。

小燕子在集体讨论时，认真倾听并主动参与讨论，在其他成员扮演与老师交谈的学生时，会主动提出自己的建议，在分享时产生同理心，认为可以通过训练来与老师多交流、多沟通。

小鱼儿在观看完丽丽表演后，没有发言，很认真地听其他成员对丽丽的建议。他最后总结道，这些建议不仅是对丽丽的建议，也是对他的建议。

小芳最后分享到以后要用平常心去与老师接触。

梅子主动分享了自己以前与老师交谈时的紧张场景，并表示自己以后会把老师当朋友一样自然与其相处。

在双目对视训练中，成员刚开始会尴尬闪躲，练习几次后，都能想办法让自己自然地与搭档对视。在模仿与老师交谈场景时，没有参演的成员积极给出自己的建议和说出想法，在相互聆听建议和想法时，都能主动想到自己以后与老师交谈时，应该怎样做才不会紧张，都能主动积极地去学习如何消除自己的紧张情绪。成员能主动运用之前学习过的消除紧张的方法来消除自己的紧张感，在学习如何与老师沟通时，都积极地提出自己的想法和建议。

下次计划：

（1）通过活动建立人际信任链，提高团队协作力。

（2）通过模拟职面试，使团体成员获得展示自己的机会，并学习他人成功的社交技能。

●戏剧治疗第 12 次

治疗目标：

（1）通过活动建立人际信任链，提高团队协助力。

（2）通过模拟求职面试，使被试获得展示自己的机会，并学习他人成功的社交技能。

活动方案：

（1）活动导入：搬运工。总共 8 个人（参与者 6 人、辅助治疗师 1 人、主治疗师 1 人），2 人为盲人，2 人为不能说话的人，2 人为不能走路的人，2 人为没有手的人。这 8 个人要一起将各种物品从一头搬运到另一头。空间中设置障碍物。

（2）演出活动：模拟求职面试参与者分别扮演经理与求职者，每一轮表演结束后，由组员点评其有哪些社交优势，也可以采取合适的方式指出他的不足。

（3）分享。表演者自己谈感受（如是否运用了放松技巧，模仿了前面表演者的哪些方面，焦虑感受的等级评定）。

准备物品：

气球、桌子、娃娃、伞、书、小盆栽、书包。

治疗师观察：

暖身活动不仅让成员体验到了团队的凝聚力，还让成员体验到信赖和沟通的作用。在搬运工的游戏中，小苹果选择了不能走路的人的角色，她觉得没有自己的脚，做什么都需要别人的帮助，并体会到了与人合作需要有良好的沟通能力。小燕子选择了没有手的人的角色，没有办法搬运物品，只能干着急，要与人沟通才能完成任务，她感受到沟通的重要性。丽丽选择的也是没有手的人的角色，感受到只有通过沟通才能寻求到与别人合作的机会，从而完成任务。小鱼儿选择的是盲人的角色，他觉得看不见很痛苦，在游戏中要善于倾听和充分信赖搭档才能完成任务。小芳选择的是不能说话的人的角色，在寻求搭档时很吃亏，这时意识到沟通的重要性。梅子选择的是盲人的角色，看不见时会很害怕，与辅助治疗师汤汤搭档时很信任她，体验到只有进行良好沟通，才能迅速完成任务。

团体成员在集体讨论后，一起创造了一个求职面试的戏剧，确定了面试官、面试者和秘书三个角色。扮演求职者的成员接受其他成员的点评，讨论其在面试表现中的优缺点，并自评紧张度，从 1 分到 10 分，1 分为紧张度很低，10 分为紧张度很高，然后发表自己的感想。扮演面试官的成员为扮演面试者的成员打分，并发表自己的感想。最后治疗师做总结，在面试中首先要提前准备好，要在面试官面前呈现自己积极向上和充满激情活力的一面，要能从容地面对面试官的注视，这种状态来源于自信，团体成员应该学会自我欣赏和增强自信心。在求职面试的戏剧中，小苹果扮演求职者，她一开始就很紧张，双手叠在一起放在膝盖上，双腿并拢，身体僵直前倾。她经常出现口误，说话有些结巴。当面试官问其特长是什么，她沉默很久后摇摇头，很不自信，不会表现自己，很被动。她自评紧张度有 10 分。在面试官为求职者打分时，她得知自己分数很低，很难过，眼圈泛红，在讨论中不再发表意见。治疗师让其回家寻找 10 个自身的优点，她觉得很为难，说自己顶多只有一个优点，但还是答应回去试试看。在最后分享时，她认为自己最大的问题就是不自信，应该要学会自我欣赏。

小燕子扮演的是面试官。在扮演面试官时，她很严肃。最后她分享到看了很多成员的表现，觉得自己也很容易紧张，应该要提高自己的自信心。

丽丽跟团体成员分享了自己的两次面试经验，认为自己和扮演求职者的成员一样，在面试时很紧张。之后通过扮演面试官，从面试官的视角来看待求职者的表现，反思自己在之前面试中的不足，认为自己也需要增强自信心。

小鱼儿扮演的是求职者。其自评分为 6 分，在做自我介绍时，身体前倾，说话断断续续，在说下一句之前都会用力深呼吸来缓解自己的紧张感，语速会变慢，说话时身体会晃动，脚会发抖，但是能从容地与面试官对视。

小芳在扮演求职者时，声音很小，双手紧握，面试中沉默了很长时间。面试官问的问题比较多时，她的身体慢慢弯曲，有些退缩，很不自信，并带有尴尬的笑，还会用手去捂脸。其紧张度自评分为 6 分。她在看到前面扮演求职者的成员的表现后，有很大压力，也学习了前面成员的很多面试技巧，认为自己应该增强自信。

梅子在扮演求职者进行自我介绍时，说话音量小，身体僵直，语气中透露出不自信，因为紧张，在面试中说了很多解释的话，思路不清晰。在后面分享中，她认为自己应该从与朋友的交往开始，大胆地去与朋友交往，并要学会主动表达自己。

暖身活动中，各位成员的配合很默契，有条不紊地完成了任务，充分体会到了沟通和相互协助的重要性。在戏剧表演中能够很好地入戏，并用心体会当时情景下的感受，表演结束后能够主动反思。模拟通过求职面试，使团体成员获得展示自己的机会，并积极主动地进行自我反思和省察，成员的参与度很高。

下次计划：

通过异性交往训练，掌握一些与异性交往的技巧，使参与者能够轻松自如地交流。

●戏剧治疗第 13 次

治疗目标：

通过异性交往训练，掌握一些与异性交往的技巧，使参与者能够轻松自如地交流。

活动方案：

（1）活动导入：解手链。参加者人数不限，越多越好。先面向中心围成一圈，然后每人先举右手，握住对面一人的手，再举左手，握住另外一人的手，等到所有的人都握好后，主持人要求大家不得松开，然后想办法转体或钻拉手等，把它解开，变成一个手拉手的圆圈。之后讨论以下问题：你在开始时的感觉怎样，是否思路很混乱？当解开了以后，你的想法是否发生了变化？最后问题得到了解决，你是不是很开心？在这个过程中，你学到了什么？

（2）演出活动：异性。讨论与异性交往的焦虑等级的划分。等级划分情况如下：①听见异性的声音。②在私下场合与异性打招呼，并进行简单交流。③在公众场合，与异性打招呼，并进行简单交流。④在公众场合，能够与异性自由地交流，并展现一定的魅力。将上面四种情况用戏剧的方式表演出来并分享自己的感受。

准备物品：

彩色布。

治疗师观察：

解手链游戏中，第一次没有成功；第二次团体成员相互配合，有成员担任指挥者，还有成员积极发表自己的看法，一起完成了解手链的任务。

暖身活动中，小苹果表现得很被动，很少发表自己的意见，也较少与其他成员交流。小燕子也没有过多表达自己的意见，她表示如果每个人都做指挥者，没有人做倾听者，场面会很混乱，团队中应该分工合作，她愿意做那个倾听者。丽丽很主动地发表自己的意见，并指挥其他成员来解手链，第一次失败时很失落，认为大家没有配合好，第二次大家分工合作配合得很好，也解开了手链。小鱼儿也是积极表达自己的看法，主动与他人交流，询问他人意见。他表示在暖身活动中能充分感受到团队之间协调、沟通的力量。小芳属于被动不发表意见的类型，活动开始时，她有些发蒙，对大家能够解开手链持怀疑态度，通过团队之间的交流看到手链被解开就很开心地笑了。梅子在开始时一直服从他人的指挥，当她发现有一种方法能更快解开手链时，她主动发表了自己的意见，其他成员都很认可她的意见，她很开心，在游戏的后半部分，她都会主动发表自己的看法。她表示在解手链时，大家身体接触很亲密也不觉得尴尬，解开手链并手拉手围成一个圈时很有成就感。

之后用戏剧呈现四个与异性交往的场景，听见异性的声音和私下与异性打招呼，大家都能自然应对。当在公共场合中与异性打招呼，并展现自己的魅力时，很多成员表示自己做不到。大家一起布置了在社团活动中的一个场景，并用戏剧方式呈现。表演结束后，团体成员相互表达自己的感想。在用戏剧呈现社团中与异性交往时，小苹果有些沉默，坐在一边不太说话。她在分享时，表示看到其他成员都能很快在社团活动中与异性自然相处，觉得很羡慕，表示会学习其他成员的优秀表现，以后多主动与异性接触，以此消除自己的焦虑感。

小燕子很自然地与异性相处，自己的幽默、开朗、大方给其他异性成员留下了深刻的印象。小燕子最后跟其他成员分享到世界上只有同性和异性，只要放平心态，在生活中多与异性接触，就能很自然地与异性相处。

丽丽很沉默，不会主动说话，大部分时间是在倾听。最后丽丽分享到自己以前没有意识到在异性面前这么沉默，其实自己小时候是一个很开朗的人，因为家庭的影响，自己变得不太爱主动与人交流，并且表示以后不管是与异性还是同性相处时，都要热情主动地与他们交流，以便拥有良好的人际关系。

小芳羞于在异性面前表现自己，在食堂吃饭遇见认识的异性都会走开，在戏剧中表现得很沉默、被动。在治疗师让其评价自己在戏剧表演中的表现时，她不好意思地笑了笑，说自己与异性接触太少了。治疗师让其回忆以前与异性相处的成功经验，并用戏剧的方式表现出来，她想起了一个小时候与异性玩伴玩耍的场景。治疗师让她仔细体会当时的感受，并让她带着这样的感受去与异性相处。小芳体会到当时轻松与异性相处的感受后，松了一口气，脸上挂着轻松自信的笑容。

梅子与小芳一样，与异性相处时很难为情，不敢与异性过多接触，怕别人评价她是个不正派的女生。在戏剧表演中，梅子只是认真做事，并没有与异性交流，但在同性面前能愉快地交流。治疗师让其他成员从旁观者的角度发表对梅子想法的感受，其他成员都分享到与异性自然相处，没有人会这样评价她。梅子得到团体的支持，表示以后会尝试多与异性接触交流。

在暖身活动中能充分感受到团队的团结，虽然第一次解手链没有成功，但是大家没有相互推卸责任，进行第二次尝试时团队更加和谐，沟通交流更加顺畅。在用戏剧呈现在公共场合与异性交流时，大部分成员虽然很羞涩、被动，但是都坚定了自己会改变的态度，并表示在生活中愿意主动与异性多交流。虽然团体成员还不能做到自然与异性相处，但都希望自己能克服心中的焦虑与异性自然相处。

下次计划：

帮助团体成员掌握倾听的语言技巧和非语言技巧。

●戏剧治疗第 14 次

治疗目标：

帮助团体成员掌握倾听的语言技巧和非语言技巧。

活动方案：

（1）活动导入：信任游戏。所有成员围成一个圈，一个人站到中间，闭上眼睛向任意方向倒，大家齐心协力扶住他，不让他倒下去（每位成员都要试一次）。

（2）演出活动：你说我画。成员自由组合，形成两人小组，领导者给每组中的一名成员出示图片，并确保另一名成员无法看到。请前者向后者描述图片的内容，后者根据前者的描述画出该图片。要求在描述的过程中，只能通过语言表达，不能用手比画。比比看哪一组画得又快又准确。然后，每组中的两个成员交换角色。人际沟通是一个双向的过程，有时候你所表达的并不一定就是别人所理解的，你听到的未必是别人想表达的。沟通并不是一件简单的事情，需要双方不断反馈、调整沟通方式，才能达到沟通的最佳效果。

（3）分享：倾听的技巧。分小组进行讨论"可以运用哪些语言技巧和非语言技巧表达你在认真倾听"。倾听的语言技巧，如避免沉默不语，变换回答的方式，不要总是回答"嗯嗯嗯""对对对"等，适当地插入提问，或要求对方进一步补充说明，表达对对方所说的内容的理解，等等。倾听的非语言技巧，如身体面向对方，并适当前倾，使对方感觉你在洗耳恭听，保持目光接触，表示对对方所说的话感兴趣，停下手中正在做的事，面部表情随对方所说内容而发生变化。利用积极的面部表情和头部运动，如微笑、点头、扬眉等。避免双手交叉在胸前，应保持开放的姿势，表达对对方话题的接纳态度。

准备物品：

图片、纸、彩笔。

治疗师观察：

暖身活动进行了两次，第一次用布蒙住参与者的眼睛，第二次让参与者闭着眼睛进行。全体成员最开始都有些害怕和恐惧，但是在第一个成员尝试成功后，其他成员也慢慢地放心向任意一个方向倒下去。

导入游戏中，小苹果刚开始很害怕，身体有些僵直，被接住一次后，后面就不再恐惧，很信任其他成员。第二次自己闭上眼睛时就更放松了，因为在自己觉得有危险的时候，还可以自己睁开眼睛，感觉更有安全感。

小燕子非常信任其他成员，在进行第二次游戏时，脸上的表情十分自然放松，对成员的信任感更强了。

暖身活动中，能明显看出丽丽的手紧握并有些轻微发抖，感觉很紧张，但是她还是成功地完成了两次挑战。她分享到以前有参加过类似的团体活动，也进行过这样的信任游戏，但是在上一个团体的挑战中，她没有成功，觉得很恐惧。在这个团体中，虽然害怕，但是让她很安心。

小鱼儿没有任何犹豫，直接挑战成功，可见他很信任其他成员。

小芳是最后一个参加挑战的，恐惧一直萦绕在她心头，看到前面成功的成员，虽然有些害怕，但还是决定信任其他成员，后来她分享到倒下去的刹那觉得有些害怕，但一下子被成员接住，就觉得特别有安全感。

梅子在暖身游戏中很信任其他成员，很放松，没有觉得恐惧。

接下来是你说我画的活动，两人一组，一个人画，一个人说。在这一活动中，有些成员配合得很默契，很快就画完了，有些成员觉得解释不清楚或者不能理解对方的意思，花的时间比较久。在你说我画的环节，小苹果与小燕子一组，两人刚开始沟通很困难，小燕子表述不清楚，小苹果也没有耐心听下去。在治疗师的示意下，小燕子转换自己的表达方式后，两人沟通顺畅。小苹果分享到在人际交流中不能光靠自己去猜测别人的意思，要反馈给对方自己的理解，这样才能更好地交流。

小燕子因第一轮对规则理解错误，没有能清晰地解释图画中的内容，在治疗师的提示下，才改变自己的叙述方式。游戏结束后，小燕子最大的感受就是，当别人叙述一个问题时，自己觉得奇怪的话，一定要主动去问，这样才不会产生误会。由于小燕子在叙述吃力的情况下没有想到要主动与治疗师沟通游戏规则，所以与小苹果的沟通很不顺畅。图 5-14、图 5-15 分别是小苹果和小燕子的"你说我画"作品。

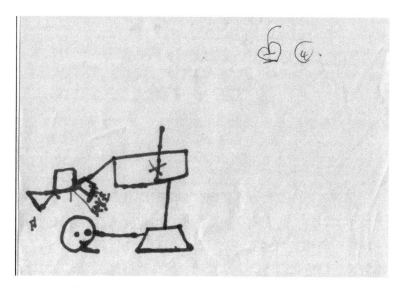

图 5-14 小苹果的"你说我画"作品

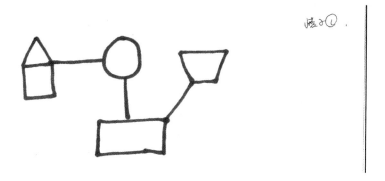

图 5-15 小燕子的"你说我画"作品

　　丽丽与辅助治疗师桃李一组，丽丽很着急，在搭档还没有叙述完就根据自己的理解去画，所以画得不是很好，又重新画了一张（图 5-16）。丽丽分享到，在沟通中一定要听完别人说的话，将自己所理解的意思表达出来，在一来一回中，才能达到沟通的最佳效果。

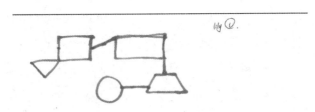

图 5-16 丽丽的"你说我画"作品

小芳与梅子一组，两人配合默契，小芳很快就将梅子表达的内容画出来了（图 5-17）。当梅子描述不清楚时，小芳会主动发问，所以两人配合得比较好。小芳说，以前自己不会主动发问，但是通过这次的成功经验，觉得在生活中应该做一个主动去与他人交流的人。梅子说要有良好的沟通，沟通的次数多了，就会产生默契（图 5-18）。

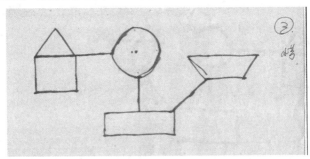

图 5-17 小芳的"你说我画"作品

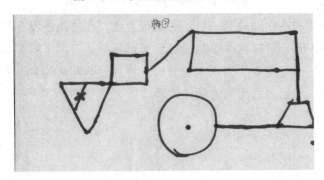

图 5-18 梅子的"你说我画"作品

在分享讨论环节，大家都很积极地发表了自己的感想和表示倾听的技巧。注视对方，点头，并进行回应是表示自己在倾听的表现，不要总回答"嗯嗯"，而是通过点头，并提出一些想对事情深入了解的问题，发表自己的观点来表示自己在认真倾听。避免沉默不语，转变自己的回答方式，不逃避对方的目光，身体倾向说话者，总结说话者的内容，情绪随着说话者情绪转换，会让对方感受到自己在认真倾听。

　　在你说我画的环节中，能明显看到团体成员在沟通中的进步，能客服羞涩和焦虑，与搭档进行良好的沟通，并在讨论"运用哪些技巧能表示自己在认真倾听"的问题时，主动积极地发表自己的意见，并表示以后在与他人交流中会使用这些技巧。

下次计划：

学会运用合理情绪理论来分析和纠正自己的不合理认知。

●戏剧治疗第 15 次

治疗目标：

学会运用合理情绪理论来分析和纠正自己的不合理认知。

活动方案：

　　（1）活动导入：猜词游戏。两人一组，先给 A 一个单词，让其用身体动作表现出来（不能说话），再让 B 来猜，在规定的时间内哪一组猜对的词最多，哪一组就获胜，胜利的一组可以指定失败组表演一个节目。之后两人角色交换，B 来表演，A 来猜词。

　　（2）演出活动：棺材的故事 1。有两个秀才一起去赶考，路上他们遇到了一支出殡的队伍。看到那一口黑乎乎的棺材，一个秀才心里立即"咯噔"了一下，凉了半截，心想：完了，活见鬼，赶考的日子居然碰到倒霉的棺材，于是心情一落千丈，走进考场，那个"黑乎乎的棺材"一直挥之不去，结果文思枯竭，最后名落孙山。另一个秀才也看到了，一开始心里也"咯噔"了一下，但转念一想：棺材，棺材，噢！那不是有"官"又有"财"吗？好，好兆头，看来今年我要鸿运当头了，一定高中，于是心里十分兴奋，情绪高涨，走进考场，文思泉涌，最后一举高中。回到家里，两人都对家人说"棺材"真的好灵。

　　请全体成员针对"棺材的故事"展开讨论，然后引出合理情绪理论。简单介绍合理情绪理论，让全体成员运用该理论分析、讨论生活中的不合理认知，并找三位成员，让他们将自己生活、学习过程中的不合理认知用雕塑表现出来，并做重点分析。最后让其他成员分享自己的感受。

准备物品：

写上字的卡片。

治疗师观察：

暖身活动中，各个成员的积极性都很高，都想办法让对方明白自己所要表达的意思，在暖身游戏结束后，全体成员主动进行反思，认为自己沟通和表达的方式有待提高。

暖身活动中，小苹果与小鱼儿一组，小苹果在扮演解释者的时候，身体动作少，因觉得解释不清楚就放弃了一些较难解释的单词。其在扮演猜词者时，觉得猜不中很有压力，不能好好理解对方所表达的内容。游戏结束之后，小苹果主动分享到应该多学习沟通技巧。小鱼儿能灵活运用肢体动作来表达自己的意思，几乎没有用到语言，都是用肢体动作来表达。当搭档猜不出的时候，他容易着急，但也不会去转换自己的表法方式。游戏结束后，小鱼儿意识到自己的表达方式有问题，认为用一种表达方式表达时，如果对方不能理解，就需要转换多种表达方式。

导入游戏中，与丽丽一组的小燕子很容易就能猜出单词，游戏结束之后，她分享到人际交流是双向的，不仅听话者要树立合理认知去理解说话者的意思，说话者也要清楚明白地表达自己的意思，这样才能建立良好的沟通渠道。丽丽能够很好地明白小燕子表达的意思，但是自己表达时却陷入困境，一方面是因为她的语言表达能力欠缺；另一方面是因为她在组织语言方面需要一些时间。在其他成员阐述自己在学习、生活中发生的不合理认知时，丽丽都会认真倾听，并积极提出自己的建议。在此次活动中，丽丽的发言次数相较于之前多了很多。

小芳与辅助治疗师汤汤一组，小芳能够清晰地表达自己的意思，但是在猜词时，其他成员都能猜出汤汤所表达的意思，而小芳却很难理解。

梅子与辅助治疗师桃李一组，两人配合得不错，都猜对了很多词。梅子的进步很大，不仅能够清晰地表达自己的意思，也能迅速理解他人所表达的意思。

在治疗师说完"棺材的故事"后，梅子、小燕子、小芳都主动分享了自己在生活、学习过程中的不合理认知，并用雕塑表现了出来。梅子分享到自己一个男性朋友帮自己搬东西到寝室，室友起哄说他们在交往，梅子怕室友真认为他们在交往，就故意与男性朋友疏远，其实室友只是在开玩笑，而梅子当真了。梅子塑造了一个室友在调侃自己的雕塑，治疗师让其他成员扮演梅子的室友，尽情地开玩笑。在某个瞬间，让这个场景定下来，让扮演室友的成员分享自己内心的想法。成员都分享到只是随便说说。梅子当时因为室友的玩笑，不敢与异性走得太近。她在学习合理情绪理论后意识到，室友之间免不得要开玩笑，要树立合理的认知，正确看待室友的玩笑，保证自己正常交往的权利。

在梅子分享完自己的不合理认知后，小燕子主动分享到，自己以前也有这样调侃过朋友，现在知道原来会让朋友这么尴尬，以后不会再去调侃朋友了。小燕子分享到自己经常被同学称为"学霸"，而自己在期末评优评先时从来没有得过奖她认为同学都是在嘲讽她，心理压力很大。其他成员就此都发表了自己的看法，不管那些同学出于什么心态称小燕子学霸，但是学霸是一个褒义词，可以认为是同学在激励自己，从而帮助小燕子纠正自己的认知。治疗师让小燕子重现那个场景，让扮演同学的成员再次称呼她学霸，这时她能够面带微笑坦然接受。

小芳主动分享因室友的不合理认知而发生口角，从而心里有阴影，觉得室友说什么都在针对她。治疗师让小芳将自己与室友发生矛盾的场景用雕塑展示出来，晚上室友出门打电话，其他室友将门关了，小芳去开的门，这位室友就认为是小芳故意关的门，于是两人发生口角。虽然后来室友发现自己错怪了小芳，并道了歉，但之后小芳觉得室友做什么事情都在针对她。因为室友是发信息道歉，两人没有进行深入沟通。治疗师让一位成员扮演其室友，并当面向小芳道歉，说出自己误解是小芳关门的原因。最后，小芳与成员所扮演的室友和解，并答应之后会与室友进行沟通。小芳分享到，遇到一些事情不要想太多，不要让事情困扰自己，可以暂时转移注意力，等情绪稳定一些再来分析事情。

在本次活动中，成员都能积极表达自己的意见和想法，相互关心的程度也有所提高，并学会了主动反思和自我省察，在倾听别人的故事时也会产生同理心。在本次活动中，有三位成员主动分享了自己在生活、学习中的不合理认知经历，能看出成员对合理认知情绪理论的接受程度越来越高。

下次计划：

让其他三位成员分享自己在生活、学习中的不合理认知经历，学会运用合理情绪理论分析和纠正自己的不合理认知。

●**戏剧治疗第 16 次**

治疗目标：

让其他三位成员分享自己在生活、学习中的不合理认知经历，学会运用合理情绪理论分析和纠正自己的不合理认知。

活动方案：

（1）活动导入：我的宝物箱。所有成员席地而坐，围成一个圆，手牵在一起，形成一个"时光隧道"。在领导者的引领下，我们回到小时候，将自己小时候最喜欢的三件物品放入一个宝物箱。然后通过时光隧道，回到现在，向所有的成员展示自己的宝物，说明称其为宝物的原因。最后，再围成一个圆将宝物箱放回去。

（2）演出活动：棺材的故事 2。

请全体成员针对"棺材的故事"展开讨论，然后引出合理情绪理论。简单介绍合理情绪理论，让全体成员运用该理论分析、讨论生活中的不合理认知，并找三位组员，让他们将自己生活、学习过程中的不合理认知用雕塑表现出来，并做重点分析。最后，全体成员分享自己的感受。

准备物品：

写上字的卡片。

治疗师观察：

暖身活动过程中，各位成员都通过小时候的三件宝物，回忆起小时候美好的时光。梅子第一个主动分享了自己的三件宝物：单车、裙子和录音机。小苹果用身体动作分享自己小时候的三件宝物：书、跳绳和一种零食。这三样东西之所以称为宝物，是因为它们承载了小时候和同伴一起玩耍的美好回忆，零食承载了外婆对小苹果的宠爱。小燕子分享到游戏机、MP3、文具袋是自己的宝物，因为都是妈妈给自己买的，承载了母亲对自己的爱。丽丽分享到电视、弹珠和跳绳是小时候的三件宝物，因为其中有与小伙伴玩耍的开心回忆。小鱼儿分享到小说、卡片和折叠成桃心的十块钱是自己的宝物，因为其中有和小伙伴开心玩耍的回忆。小芳分享到沙包、苹果和跳绳是自己小时候的三件宝物，因为其中有和小伙伴玩耍的美好记忆。

其他三位成员跟大家分享了自己在学习、生活中的不合理认知。

小苹果第一个主动分享了自己的不合理认知：在课堂上和老师起过一次

争执后，认为老师在针对她，老师在点名时总是第一个点她的名字，之后就很反感老师，看到老师就烦，上课都不认真听了。小苹果分享完故事后其他成员让其从另一个角度来看待老师的点名，认为老师是想缓解与小苹果之间的紧张关系才点名。小苹果自己回忆到，后面上课的时候，老师在课堂上有解释与小苹果发生争执的原因。她认为自己想法太偏激，应该纠正自己的不合理认知。

丽丽分享到一位同学总是借钱给朋友，那位朋友不还钱，同学老是在自己面前抱怨，并征求丽丽的看法。丽丽就很客观地说不应该借钱出去，不然就不要抱怨，于是就与同学发生了严重争执。治疗师让丽丽布置了在寝室中与室友进行争执的场景。扮演室友的成员对丽丽说出自己的心里话，并不是让丽丽客观去评论这件事，而是需要丽丽的安慰。在其他成员的帮助下，丽丽从另一个角度来看待与室友的这次争执，分享到应该从多角度来看待事件，不要只看到其消极的一面，也要察觉到其积极的一面，这样才能树立正确的认知观念。

小鱼儿分享到因同学在课堂上突然打了他一拳，而不愿再与这位同学交流。治疗师让小鱼儿用雕塑表现出来。在小鱼儿塑造的雕像中，那位同学是一位很爱动、有肌肉的男同学。其他成员分析说，这位同学只是想与其开玩笑，不料没有控制住力度，出手有点重。小鱼儿主动反思之后，扮演这位同学的成员又向他微笑一下。小鱼儿说，应该将学习到的合理情绪理论运用到生活之中，来纠正自己的不合理认知。

其他成员都积极帮助三位分享自己故事的成员塑造雕像，并主动提出自己的想法和建议，帮助三位成员纠正不合理认知。在其他成员分享自己的经历时，小燕子就从自己的位置上慢慢移向那位成员，身体前倾，表示出对其他成员的关心。小芳积极配合分享故事的三位成员塑造雕像，并主动发表自己的意见。小芳的坐姿不像以前那么僵硬，变得更放松，眼神不再飘离，也能从容地迎接分享者投来的目光。梅子在活动中越来越积极主动，并能运用合理情绪理论来帮助分享自己经历的成员。

暖身活动中带大家回到童年，再一次回忆起美好的童年时光，让成员得到放松。活动进行得很顺利，成员互相协助、互相关心，也能主动分享自己的经历。团体间的关系非常融洽，经过这两次的练习，大家都能运用合理情绪理论来纠正自己的不合理认知。

下次计划：

帮助成员增强自我确定感，进一步提高自信心。

● **戏剧治疗第 17 次**

治疗目标：

帮助成员增强自我确定感，进一步提高自信心。

活动方案：

（1）活动导入：助盲。两人一组，一人为盲人 A，一位是他的引路者 B。首先，A 在 B 身后，两只手搭在 B 身上，让 B 为其引路。其次，A 站在前面，B 用声音为 A 引路。最后，B 随意站在一个位置（此位置要离 A 较远），并且用声音为 A 引路。之后两人交换角色，再进行一次。

（2）演出活动：自信之树、小象的故事。①自信之树。利用材料，做一棵水果树。大树要可以容纳很多果实。然后，成员把自己过往独立完成的有成就感的事件（如学会骑单车、考上理想大学等）用画苹果的方式表现出来，有多少成功的事件就画多少个苹果，苹果越多越好。画完后，组内进行分享，每个成员都可以向组内的其他成员说说自己自信树上的成功果，越形象、越生动越好，并且解释自己是如何获得成功的。让组员在回忆有成就感的事件的过程中体验到自信的感觉。

之后提出以下问题：看到你的苹果树上有这么多大苹果，你在回忆的过程中心情是怎样的？从小到大有这么多让你有成就感的事件，你现在看到这样的成果，感受又是怎样的呢？②小象的故事。领导者向全体成员讲述"小象的故事"。有一只小象，从小被一根不太粗的链子锁住，经过无数次的努力都不能挣脱链子。长大以后，它的力量足以挣脱链子了，然而它却不再努力了。

③分享。引导全体成员分享通过这个故事得到的启示。

准备物品：

报纸、胶带、彩笔、彩纸、剪刀、彩色布。

治疗师观察：

暖身活动进行了三次，两人一组，一人扮演盲人，另一人扮演指路者。第一次盲人双手搭在指路者的肩膀上，在房间随意走；第二次是指路者站在离盲人一只手远的位置，只用声音为其引路；第三次是指路者站在远处呼喊盲人的名字，让盲人听着声音走到搭档旁边。进行前两次时，所有成员同时进行活动，进行第三次时，只让一组进行活动。然后两人角色互换，再进行一次。

在助盲行动中，小苹果与梅子一组，小苹果已经对场地十分熟悉，也很信赖自己的搭档，在三次活动中显得很自然，整个人都很放松。梅子在第三轮扮演盲人时有些害怕，后来摸到了桌子的边缘，紧皱的眉头开始放松。

小燕子与小芳一组，小燕子在参见活动时有一些紧张，她一蒙上眼睛，手就开始到处摸索，想寻找一个支撑点。后来，她在小芳的指引下，慢慢放松下来。小芳在扮演盲人角色时很放松，也很信任自己的搭档。在第三轮，小燕子站在远处呼唤小芳的名字时，小芳有种很放心的感觉，但周围有人干扰，在听不清搭档的声音时眉头会微微皱起，有些恐惧。

丽丽与辅助治疗师桃李一组，在进行第一轮时，因为旁边的人很多，丽丽有些害怕，在进行第二轮时，因对场地很熟悉，开始慢慢放松下来。

小鱼儿在导入游戏中与辅助治疗师汤汤一组，小鱼儿在扮演盲人角色时，走路时迈的步子很大，步伐也很快，双手自然摆动，非常放松和信赖自己的搭档。

在制作自信之树时，大家充分发挥了想象力和创造力来完成自己的作品，并在完成后，向其他成员展示了自己的"树"和"果实"。在分享各自的作品时，大家都觉得自信满满。小苹果很兴奋地说，自己就是这棵树，还能主动与旁边的成员开玩笑。小苹果在自己身上贴上了四个成功果，这四个成功果代表了自己的四个成功经验：①小时候偷零食吃，在外婆心中她是个很乖的孩子，所以没被责骂；②自己从舅妈家搬到外婆家居住；③大学报名时，是自己一个人来报名的；④刚学会打麻将的时候就能赢很多次。最后，小苹果分享到看到大家都有那么多果实，觉得自己的果实太少了，从小到大应该还有更多的成功经历，应该从消失的记忆中寻找回来。

小燕子的自信之树上有7个成功果实：①与好朋友穿了一样的衣服；②听自己想听的歌；③热的时候能吃冷饮；④唱出自己偶像的歌（这时，大家起哄让小燕子唱一首歌，她虽然很紧张，但还是唱了一首歌。小燕子说如果是以前，她绝对不敢在这么多人面前唱歌，现在感觉到自己进步了，虽然唱歌时手和声音都在抖，但是勇敢地表现了自己）；⑤用兼职的工资为妈妈买了生日礼物；⑥去了自己想去的地方；⑦能让自己喜欢的人开心。小燕子再次看了看自己的树，分享到现在觉得很满足，期待以后有更多的果实，并主动将自己的树拍下来留作纪念。

　　小鱼儿在制作自信之树时犹豫了很久，一直跟旁边的成员开玩笑，看到大家都在认真做的时候，他自己跑到一个角落开始仔细回忆有成就感的事情。小鱼儿的树上有6个成功果实：①每次都是第一个到班上；②大一的体育考试分数很高；③能坚持做一份别人觉得很辛苦的兼职；④初中会考成绩很好；⑤高中物理成绩很好；⑥语文作文得过满分。看着自己的树，小鱼儿笑得很开心，顿时觉得充满了能量。

　　小芳想不出来怎样制作这棵树，她一直在偷偷观察别人是怎么做的。她的树上有5个成功果实：①小学考过全班第一；②很小的时候一个人在家招待客人；③独自学会骑单车；④织围巾送给家人；⑤考上县里的中学。在听完别人介绍自己的树后，小芳表示现在自己树上的果实太少了，突然又想起了很多成功经验，觉得很有自信。

　　梅子的树上有6个果实：①得了三好学生；②大学考取了很多证书；③别人夸她长得很可爱；④做的饼干得到大家的喜爱；⑤暑假参加了本次团体治疗，认识了很多好朋友；⑥打工的时候业绩很高。梅子分享到以前没想过自己有这么多成功经验，这么一看，觉得自己也是很优秀的，看着自己的树，觉得自信满满。

　　在听完治疗师说完小象的故事后，很多成员都分享了自己以前因害怕失败而放弃做某件事的经历，并表明以后不会害怕失败，会继续接受新的挑战。听完小象的故事后，小苹果分享到不管怎么样都要去尝试，并在尝试之前做好准备，在准备中增强自己的自信。小燕子认为失败不可怕，再来一次就好了，尝试后还有成功的机会，不尝试成功率就为0。丽丽分享到最近自己考取了驾照，虽然刚开始很害怕考驾照，后来练着练着就没那么害怕了，还成功拿到了驾照。她认为自己可以克服自己的焦虑情绪，主动与人交往。小鱼儿分享了自己参加普通话考试的经历，考了两次都没有达到自己想要的分数，经过这次活动之后，决定克服自己的恐惧心理，再考一次。小芳分享到以前总认为自己很失败，经过这次活动，她想起自己获得了几个很难获得的证书，虽然考了好几次，但是自己没有放弃，觉得自己很厉害。她认为与人相处也是一样，不要有恐惧心理，要提高自己的自信心。梅子分享了自己的经历：高中时要考英语口语，她当时很努力，最后取得了好成绩，以后有困难就想想这段成功经历，就会有信心克服困难。梅子说这段成功经历时声音很洪亮，胸也挺起来了，很有自信。

在导入游戏中，可以明显看出团体成员之间的信任感增强，大部分成员扮演盲人时都很放松地听搭档的指令走。在自信之树的环节，成员在介绍自己的成功果实时，其他成员都会主动鼓掌以示鼓励。在分享后，大家都认识到了原来自己还是很优秀的，都变得自信满满。在听完小象的故事后，大家都有积极主动地分享，整个团体气氛很融洽。

下次计划：

进一步提高团体成员的自信。

●戏剧治疗第 18 次

治疗目标：

进一步提高团体成员的自信。

活动方案：

（1）活动导入：口香糖。消除彼此之间的距离感，增加亲密度，激发活力，参加者人数为偶数，有一人做发令员。所有人问发令员"口香糖，粘什么"，发令员发令，如"口香糖，粘肩膀"，所有的参加者包括发令员必须迅速地找到另一个人，两人的肩膀贴在一起。最后剩下一个人，变成发令员。继续游戏前，应声明有些指令应该被禁止。

（2）演出活动：目光炯炯。

找一个同伴，大声地把自己的一个优点说三遍，说的时候注视着对方，语气要坚定。之后说一下自己说每一遍优点时的感受。

人的内心体验和行为是一致且相互影响的。人在高兴时，就会挺胸抬头，面带微笑；人在沮丧时，就会无精打采，走路缓慢。我们可以利用我们的行为调动我们的情绪，让我们更有自信。

自信的人通常具有以下行为特点：面带微笑、昂首挺胸、眼神自信、敢正视他人、语调响亮。最后，成员分享自己的感受。

准备物品：

凳子、桌子。

治疗师观察：

暖身活动中，成员都很兴奋和开心，因为活动快到末期，大家变得很熟悉，不像活动初期有些扭捏。

在目光炯炯的环节，小苹果深吸一口气，大声地对对方喊出自己的优点是直率。小燕子在目光炯炯的环节，用力喊出自己的优点，喊的时候因为太用力，眼睛都紧闭起来了。丽丽很自信地说自己的鼻子好看，并主动将脸转向大家，展示自己的鼻子。小鱼儿在此环节中，边说自己的优点是有肌肉，边自信地向大家展示自己的肌肉。梅子和小芳在说自己的优点前还是有些犹豫，不太敢肯定自己，经过练习之后，能够很自信地说出自己的优点。

之后大家一起讨论有自信应该是什么样子，治疗师将大家的意见总结出来，并让大家练习自信地走路，最后大家分享自己的感受。在讨论完自信的外在表现特点后，练习自信地走路时，小苹果有些不自然，练习了几遍后，稍稍好一些。她分享到自信是从成就感中得来的，自己要从生活中多寻找成功的经验并正视自己的优点。

小燕子平时走路很自然，可现在却走得很别扭了。她分享到在生活中要将自己的特长大胆展现出来，当得到别人的肯定时，就会越发有兴趣去学习，就会做得更好，这时自然就会产生自信。

丽丽走得很不自然，但是她能很好地说出自信的外在表现特点是抬头挺胸，面带微笑。最后她分享到在生活中要勇敢展现自己，当在展现自己的过程中犯错误时，身旁的人是不会记得的，反而会羡慕展现自己时的勇敢。

小鱼儿能很自然地将自信表现出来。他分享到在各种社交场合都要将自己的自信和微笑展现出来，这样才能让他人对自己有良好的印象。

小芳练习了很多遍，但走的时候还是容易眼神游离，不敢看旁人的目光。治疗师又让其再次进行了与人对视练习，她再次走的时候就好很多。小芳分享到要从生活中的小事开始有意识地练习与人对视、自信地走路，通过练习，能帮助自己建立起自信心。

梅子能较为自然地走。她最后分享到从身边的小事中有意识地寻找成就感，每个人都有优点，要善于发现自己的优点，并展现给大家。经过关系形成、自我探索、自我发展三个阶段后，能明显感受到各位成员的改变和成长。由初期一个很散的团队变成现在有凝聚力、有信赖感的团体。各个成员由初期的被动、羞涩变得主动、开朗。

下次计划：

整理团体经验心得，体验彼此的肯定与支持，鼓励成员继续成长。

（四）后期阶段——角色扩张

● **戏剧治疗第 19 次**

治疗目标：

体验彼此的肯定与支持，鼓励成员继续成长。

活动方案：

（1）活动导入：熟悉乐器。让参与者选择自己喜欢的乐器，并熟悉乐器。

（2）演出活动：合作演奏 1。治疗师找一个简单的乐谱，让他们合作完成一个小曲目。

（3）分享。由一位参与者用乐器表现自己参加治疗后的感受和心情。

准备物品：

乐器、乐谱、键盘。

治疗师观察：

暖身活动中，治疗师让所有成员挑选自己喜欢的乐器，并在自己的指引下寻找表示高兴和悲伤情绪的声音。治疗师将成员分成两组，一组为木制乐器组，一组为金属制乐器组，分别教两组成员演奏他们在合作演奏时的部分。治疗师教授之后，让成员单独演奏自己的部分，看是否正确，然后分小组练习，最后让两组合作练习。当合作演奏成功之后，成员都获得了成功的经验，寻找到了团体的和谐之音。最后，让各个成员用乐器来表达自己的感受，并加以解释。

在暖身活动中，小苹果表现出对乐器的极大兴趣，她把所有乐器都试了一遍，最后选择了一个木制乐器。她在学习演奏时，刚开始有些找不到节奏，她又有些着急，想快点学会。在治疗师的引导下，发现轻轻击打乐器更容易找到节奏。她打准节奏的时候，露出了笑容。在小组一起练习时，她很紧张，生怕跟不上小组成员的节奏。

小燕子在暖身活动中表现得非常好。在学习演奏时，她很快学会自己的部分，与小组成员练习时非常默契。团体合作演奏完之后，她觉得很开心，很有成就感。

丽丽很自然地表现出两种情绪，也很快学会自己要演奏的部分，但在唱旋律时，怎么都发不出声音，她很着急，露出了尴尬的笑容。这时，治疗师让所有成员一块唱，让她也跟着一块唱。她慢慢地能小声唱出旋律。治疗师让她单独唱，她又唱不出来，于是其他成员自发小声在旁边吟唱，在团体成员的支持下，她能大声唱出旋律了。她分享到旁边人都在轻声附和时感觉很有力量，唱出旋律时很有成就感，团体之间的合作很愉快。

小鱼儿的表现很轻松自然。他分享到在日常生活中应像这次合作演奏一样，要提升自己的人际交往技巧，这样在社交场合才能更有自信，才能更好地融入团体。

小芳本来将其只是当作一个游戏，没有太认真练习演奏。她旁边是梅子，梅子认真地练习了很多遍，小芳被梅子的认真态度所感染，也开始认真寻找表达两种情感的声音，练习也更卖力了。在团体的合作中，小芳漏打了一拍，她觉得自己的错误很明显，但在团体声音的包容之下，听不出异常，大家也都没有发觉有错误。她分享到在社交场合不要太紧张自己的小错误，别人都不一定会在意，要用平常心与人交往。

梅子积极主动地寻找两种声音，并表现得很好。在学习演奏时，梅子虽然学得不是很快，但是她一直在用心练习，最后不仅能很好地跟上自己小组成员的演奏，还在团体合作演奏中演奏得很好。

演奏音乐之前，小苹果说能不能让她把所有乐器都试一试，她试完后还是选择了原来的乐器。她演奏出来的声音很欢快，并且嘴巴一直念念有词，后半部分很平静，并很享受地闭上了眼睛。她分享到很开心与其他成员一块合作演奏，并乐在其中。

小燕子在大家的注视下还是有些紧张，演奏一会儿就停止了。治疗师示意她继续，她仍然不好意思。她开始选择的是铃鼓，击打出来的声音表现出她的紧张，在同伴的建议下，她换成了木制乐器，开始放松、自信地用乐器表达自己的心情。她分享到开始想表现自己愉悦的心情，因为紧张就没有演奏下去，想起之前的放松训练法，尝试放松自己后，能够自然地用乐器表现自己的心情，觉得很神奇。

丽丽很小心地在敲打自己的乐器，节奏很紧凑，表现出她的紧张。其他成员都安静、认真地听她的演奏，她慢慢放松下来，演奏出的音乐也很轻快。她分享到虽然本次活动中出现了一些小状况，但还是很高兴。

小鱼儿表演了一段由慢到快的音乐，越演奏越激昂，表达出他自己的收获很多。

小芳最后选择三角铁来分享自己的感受，她演奏了一段很欢快的音乐，她分享到想利用这段音乐表达自己的随意、自在以及在团体合作中获得的成就感。

　　梅子演奏了一段很欢快的音乐，她分享到虽然团体成员中每个人的乐器都不一样，音质也不一样，但融合在一起就是美妙的旋律。在生活中，每个人都有自己的特点，只有主动与他人交流，才能获得良好的人际关系。

　　暖身活动中，成员都能用乐器准确表达两种情绪，虽然有些成员不能很快学会，但是在其他成员的帮助下，也能用乐器表达自己的情绪。经过学习合作演奏，成员都能体验到成就感，也体验到了相互的肯定与支持。

　　成员之间的相处很融洽，团体成员都有所成长，在紧张的时候能运用以前活动中学习过的放松方法来放松自己。成员在活动中也都表现出了自己的自信，活动即将结束，下次活动的目标是处理离别情绪，鼓励成员将现在的状态泛化至生活中。

下次计划：

处理分离情绪，见证彼此成长。

●戏剧治疗第 20 次

治疗目标：

处理分离情绪，见证彼此成长。

活动方案：

　　（1）活动导入：合作演奏 2。回顾上次学习的合作演奏，再次进行表演。

　　（2）演出活动：颁发证书。为每位成员颁发证书，证书上印好每个人的名字，还可以加入：该成员完成为期 20 次的戏剧治疗疗程，除了出席和参与，他还……（其余都是空白）每个人为自己证书上的空白处填上文字，确认自己在治疗过程中取得的成就。

　　证书让顺利完成治疗的人，有了具体证明。成员填好证书后，围成一个圆，可以选择是否朗读自己的证书。若选择朗读，其他成员可以提出要补充的成就，这位成员可以选择是否加入大家的意见。当一个人朗读完证书后，其他人可以在他的证书上签名。

　　（3）分享。分享自己的感受，并完成 SADS、IAS 的后测。

准备物品：

乐器、乐谱、键盘、结业证书。

治疗师观察:

再一次复习上次活动中的合作演奏,再一次体验成功感。暖身活动中,小苹果很高兴再次与其他成员合作演奏,在演奏中她变得更自信了。小燕子与大家的配合很默契,在合作演奏中收获了成功经验。丽丽能很自然地演奏自己的部分,并很顺畅地唱出了旋律。小鱼儿、小芳、梅子在暖身活动中很积极,也很认真地表演,边击打乐器,边唱出声来,并随着节奏点头。

治疗师让全体成员分享自己在活动中的成长和收获,并分享让自己印象最深刻的成员的改变和成长。治疗师给全体成员发放证书,并让他们在证书上将自己在活动中的成长与收获写下来。全体成员填好证书后,围成一个圆,大声朗读自己的证书上所写的成就,其他成员可以提出要补充的成就,补充后,成员再一次大声朗读自己的成就和收获。

小苹果认为自己学到了很多东西,说话做事变得更加大胆,以前很在意别人的看法,所以在社交中容易产生紧张感,现在因更加有自信,所以紧张感慢慢消除,能自然与人交往,并表示以后希望成为一个让大家都喜欢的人。小芳、小鱼儿、丽丽等多位成员评论小苹果的进步比较大,认为小苹果现在能勇敢表达自己。小苹果很开心地接受和肯定大家的意见,她能自信地展现自己的笑容,不会像刚开始时总是喜欢用手去遮挡自己的笑。在朗读证书上的内容时,小苹果挺直腰板,很大声地朗读自己的成就与收获。

小燕子在自己的证书上写了勇于在他人面前表现自己,变得更自信,在活动中待人友善,善于发现自己的优点。她分享到以前只要站在很多人面前就会紧张,用笑来掩饰自己的紧张,不能很严肃地在别人面前说完一段话,现在能够在很多人面前完整地唱完一首歌,并得到大家的肯定,她觉得自信心更足了。在分享环节中,小燕子很认真、很严肃地朗读自己证书上的内容,没有出现以前读到一半就笑出声的情况。丽丽分享到自己在活动中变得更自信,能接纳自己的缺点,也会欣赏自己的优点,自己之前与人交流时很拘束、没自信,现在与他人交流能放得开,将自己的想法都表现出来,变得爱分享了。

丽丽很自信地朗读证书上的内容:"该成员除出席与参与之外,她还提高了自信,接纳了自己的不完美,更正确地认识自己,更善于发现自己的优点,勇于表达自己的感情,乐于分享自己的故事,更乐观向上。"

小鱼儿分享到自己学会了很多，更能敞开心扉与人分享，并对每位成员的成长做出了肯定。在证书上，小鱼儿写了很多肯定自己的话，并大声朗读出来，其他成员都主动为他鼓掌，以示鼓励与肯定。

　　小芳分享到自己在活动中不仅学到很多知识，还正确认识了自己，发现了很多自己以前没有发现的优点，更能控制自己的紧张情绪，更自信了，还收获了一群很好的朋友。小芳大声朗读自己证书上的内容，当其他成员表示小芳成长很多时，她特别开心。她在聆听别人对她之前表现的点评时，能敢于迎接对方投来的目光，眼神不再游离，目光中充满自信和坚定。

　　梅子分享到自己与人交往时没有那么紧张了，现在敢于讲出自己的想法，从羞涩变得主动。其他成员也表示肯定，小芳说以前与梅子有接触，当时觉得梅子是一个特别拘谨的人，现在变得更加大胆、积极，看到了她不一样的一面。最后，梅子用自信洪亮的声音朗读自己的成长与收获。梅子以前说话的声音很小，现在能用这么洪亮的声音展示自己的成长与收获，进步真得很大。

　　辅助治疗师桃李在证书上盖上学校的公章。在盖章时，旁边的成员主动唱歌来见证该成员的成长。完成后，各位成员都填写 SADS、IAS，完成后测。

　　本次活动是最后一次活动，回顾整个过程中的个人成长经历，成员之间建立了深厚的感情，相互鼓励，共同进步。治疗师以颁发证书的形式来鼓励和见证成员的成长与进步。团体融洽气氛达到顶点，也很好地处理了分离情绪。活动虽然结束，但是团体成员间的友谊不结束。在活动的尾声用证书的形式让团体成员再一次肯定自己的进步，也让顺利完成治疗的成员有了具体证明。这次的戏剧治疗活动圆满结束。

第六章 戏剧治疗方案结果与讨论

第一节 量性结果与讨论

一、实验组与对照组干预前数据比较

（一）实验组与对照组干预前 IAS 数据比较

实验组与对照组在干预前进行 IAS 测量的 T 检验分析结果如表6-1所示。

表6-1 实验组与对照组在干预前IAS的差异分析

量 表	对照组（n=8）	实验组（n=8）	T 值	P 值
IAS	27.88 ± 1.81	27.13 ± 1.56	0.615	0.388

通过对上述差异的分析可以看出，实验组与对照组在干预前 IAS 的得分方面没有显著的差异。对照组得分为 27.88 ± 1.81，实验组得分为 27.13 ± 1.56，显示出的得分大体一致。

（二）实验组与对照组干预前 SADS 数据比较

实验组与对照组在干预前进行 SADS 测量的 T 检验分析结果如表 6-2 所示。

表6-2 实验组与对照组在干预前SADS的差异分析

量 表	对照组（n=8）	实验组（n=8）	T 值	P 值
SAD 回避	12.00 ± 0.76	11.88 ± 1.73	0.188	0.854
SAD 苦恼	10.63 ± 1.69	10.13 ± 1.25	0.675	0.511
SAD 总	22.63 ± 1.41	22.00 ± 1.60	0.828	0.421

通过对上述差异的分析可以看出，实验组与对照组在干预前 SAD 回避、SAD 苦恼、SAD 总在得分方面没有显著的差异。对照组得分为 12.00 ± 0.76、10.63 ± 1.69、22.63 ± 1.41，实验组得分为 11.88 ± 1.73、10.13 ± 1.25、22.00 ± 1.60，显示出的得分大体一致。

（三）实验组与对照组干预前 SCL-90 数据比较

实验组与对照组在干预前进行 SCL-90 测量的 T 检验分析结果如表 6-3 所示。

表6-3 实验组与对照组在干预前SCL-90的差异分析

指 标	对照组（n=8）	实验组（n=8）	T 值	P 值
躯体	9.13 ± 1.55	7.88 ± 1.36	1.715	0.108
人际	15.00 ± 1.07	14.13 ± 1.89	1.142	0.273
强迫	12.50 ± 1.85	13.63 ± 1.92	−1.192	0.253
抑郁	16.00 ± 0.93	15.63 ± 1.30	0.664	0.518
焦虑	15.75 ± 2.25	14.38 ± 2.07	1.273	0.224
敌对	7.75 ± 1.04	6.50 ± 0.93	2.546	0.023*
恐怖	6.25 ± 1.39	5.63 ± 1.06	1.012	0.329
偏执	7.75 ± 0.89	8.50 ± 0.93	−1.655	0.120
精神	6.63 ± 1.19	9.25 ± 1.67	−3.624	0.003**
其他	7.13 ± 1.25	6.88 ± 1.25	0.401	0.694
总 SCL	106.63 ± 3.58	102.13 ± 4.22	2.298	0.037*

注：* 表明 P 值小于 0.05，差异显著；

　　** 表明 P 值小于 0.01，差异非常显著。下同。

两组在症状自评量表中敌对、精神、总 SCL 与社交焦虑不相关因子比较的 T 值分别为 2.546、–3.624、2.298，对应的 P 值均小于 0.05，具有显著的统计学意义，说明两组的敌对、精神、总 SCL 均具有显著差异。实验前两组的其余指标未见显著差异（对应的 P 值大于 0.05），说明两组在实验之前基本处于同一水平，可以在此基础上进行两组干预效果之间的比较。

二、对照组干预前后数据比较

（一）对照组干预前后 IAS 数据比较

对照组在干预前后进行 IAS 测量的 T 检验分析结果如表 6–4 所示。

表6-4　对照组实验前后IAS的差异分析

量　表	实验前（n=8）	实验后（n=8）	T 值	P 值
IAS	54.00 ± 1.85	54.88 ± 1.25	–1.986	0.087

对照组在干预前后的得分方面没有明显的差异。P 的数值大于 0.05，说明对照组在干预前后的指标没有显著的改善。

（二）对照组干预前后 SADS 数据比较

对照组在干预前后进行 SADS 测量的 T 检验分析结果如表 6–5 所示。

表6-5　对照组实验前后SADS的差异分析

量　表	实验前（n=8）	实验后（n=8）	T 值	P 值
SAD 回避	12.00 ± 0.76	11.38 ± 1.30	1.357	0.217
SAD 苦恼	10.63 ± 1.69	10.38 ± 1.06	0.683	0.516
SAD 总	22.63 ± 1.41	21.75 ± 1.67	2.198	0.064

通过对上述差异的分析可以看出，对照组在干预前 SAD 回避、SAD 苦恼、SAD 总得分方面没有显著的差异。实验前得分为 12.00 ± 0.76、10.63 ± 1.69、22.63 ± 1.41，实验后得分为 11.38 ± 1.30、10.38 ± 1.06、21.75 ± 1.67，显示出的得分大体一致。

（三）对照组干预前后SCL-90数据比较

对照组在干预前后进行 SCL-90 测量的 T 检验分析结果如表 6-6 所示。

表6-6　对照组实验前后SCL-90的差异分析

指　标	实验前（n=8）	实验后（n=8）	T 值	P 值
躯体	9.13 ± 1.55	8.63 ± 2.33	0.552	0.598
人际	15.00 ± 1.07	15.88 ± 1.89	−0.977	0.361
强迫	12.50 ± 1.85	12.38 ± 1.69	0.243	0.815
抑郁	16.00 ± 0.93	15.63 ± 1.19	0.893	0.402
焦虑	15.75 ± 2.25	16.50 ± 0.93	−0.814	0.442
敌对	7.75 ± 1.04	7.63 ± 1.41	0.205	0.844
恐怖	6.25 ± 1.39	6.38 ± 1.41	−0.243	0.815
偏执	7.75 ± 0.89	7.25 ± 0.71	1.000	0.351
精神	6.63 ± 1.19	6.63 ± 1.51	0.000	1.000
其他	7.13 ± 1.25	7.25 ± 1.49	−0.357	0.732
总 SCL	106.63 ± 3.58	105.88 ± 1.96	0.716	0.497

为了考察实验前后的社交焦虑水平的变化，我们对对照组实验前后的 SCL-90 的得分进行 T 检验。T 检验结果显示：对照组实验前后的各项指标比较的 T 值所对应的 P 值均大于 0.05，没有统计学意义，说明对照组实验前后的各项指标值均没有显著差异。

三、实验组干预前后数据比较

（一）实验组干预前后 IAS 数据比较

实验组在干预前后进行 IAS 测量的 T 检验分析结果如表 6-7 所示。

表6-7　实验组实验前后IAS的差异分析

量　表	实验前（n=8）	实验后（n=8）	T 值	P 值
IAS	54.75 ± 2.60	44.13 ± 2.53	9.128	0.000**

（二）实验组干预前后 SADS 数据比较

实验组在干预前后进行 SADS 测量的 T 检验分析结果如表 6-8 所示。

表6-8　实验组实验前后SADS的差异分析

量　表	实验前（n=8）	实验后（n=8）	T 值	P 值
SAD 回避	11.88 ± 1.73	6.38 ± 0.74	13.015	0.000**
SAD 苦恼	10.13 ± 1.25	6.25 ± 1.28	13.133	0.000**
SAD 总	22.00 ± 1.60	12.63 ± 1.06	16.594	0.000**

（三）实验组干预前后 SCL-90 数据比较

实验组在干预前后进行 SCL-90 测量的 T 检验分析结果如表 6-9 所示。

表6-9　实验组实验前后SCL-90的差异分析

指　标	实验前（n=8）	实验后（n=8）	T 值	P 值
躯体	7.88 ± 1.36	4.88 ± 1.36	9.165	0.000**
人际	14.13 ± 1.89	5.88 ± 1.25	18.205	0.000**
强迫	13.63 ± 1.92	6.75 ± 1.28	10.315	0.000**
抑郁	15.63 ± 1.30	6.38 ± 0.92	25.276	0.000**
焦虑	14.38 ± 2.07	6.63 ± 1.51	13.133	0.000**
敌对	6.50 ± 0.93	4.25 ± 1.04	9.000	0.000**
恐怖	5.63 ± 1.06	4.50 ± 1.07	4.965	0.002**
偏执	8.50 ± 0.93	6.13 ± 0.83	9.029	0.000**
精神	9.25 ± 1.67	7.25 ± 1.49	7.483	0.000**
其他	6.63 ± 1.60	5.25 ± 1.04	3.274	0.014*
总 SCL	102.13 ± 4.22	58.00 ± 3.12	55.914	0.000**

为了考察戏剧治疗对社交焦虑症的治疗效果，对实验组干预前后的 SCL-90 得分进行 T 检验。T 检验结果显示：实验组实验前后的各项指标比较的 T 值分别为 9.165、18.205、10.315、25.276、13.133、9.000、4.965、9.029、7.483、3.274、55.914，所对应的 P 值均小于 0.05，具有显著的统计学意义，说明实验组实验前后的各项指标值均具有显著差异。实验组实验后的各项指标值均显著低于实验前，说明戏剧治疗对大学生社交焦虑水平有明显的改善。

四、实验组与对照组干预后数据比较

（一）实验组与对照组干预后 IAS 数据比较

实验组与对照组在干预后进行 IAS 测量的 T 检验分析结果如表 6-10 所示。

表6-10　实验组与对照组在干预后IAS的差异分析

量　表	对照组（n=8）	实验组（n=8）	T 值	P 值
IAS	54.88 ± 1.25	44.13 ± 2.53	10.774	0.000**

（二）实验组与对照组干预后 SADS 数据比较

实验组与对照组在干预后进行 SADS 测量的 T 检验分析结果如表 6-11 所示。

表6-11　实验组与对照组在干预后SADS的差异分析

量　表	对照组（n=8）	实验组（n=8）	T 值	P 值
SAD 回避	10.38 ± 1.06	6.25 ± 1.28	7.013	0.000**
SAD 苦恼	21.75 ± 1.67	12.63 ± 1.06	13.051	0.000**
SAD 总	11.38 ± 1.30	6.38 ± 0.74	9.428	0.000**

（三）实验组与对照组干预后 SCL-90 数据比较

实验组与对照组在干预后进行 SCL-90 测量的 T 检验分析结果如表 6-12 所示：

表6-12　实验组与对照组在干预后SCL-90的差异分析

指　　标	对照组（n=8）	实验组（n=8）	T 值	P 值
躯体	8.63 ± 2.33	4.88 ± 1.36	3.939	0.001**
人际	15.88 ± 1.89	5.88 ± 1.25	12.962	0.000**
强迫	12.38 ± 1.69	6.75 ± 1.28	7.515	0.000**
抑郁	15.63 ± 1.19	6.38 ± 0.92	17.442	0.000**
焦虑	16.50 ± 0.93	6.63 ± 1.51	15.800	0.000**
敌对	7.63 ± 1.41	4.25 ± 1.04	5.463	0.000**
恐怖	6.38 ± 1.41	4.50 ± 1.07	3.000	0.010*
偏执	7.25 ± 0.71	6.13 ± 0.83	3.035	0.009**
精神	6.63 ± 1.51	7.25 ± 1.49	−0.835	0.418
其他	7.25 ± 1.49	5.25 ± 1.04	3.121	0.008**
总 SCL	105.88 ± 1.96	58.00 ± 3.12	36.781	0.000**

上表 T 检验结果显示：实验后两组的精神病因子未见显著差异（对应的 P 值大于 0.05）。两组的躯体、人际、强迫、抑郁、焦虑、敌对、恐怖、偏执、其他、总 SCL、SAD 回避、SAD 苦恼、SAD 总、IAS 的 T 值分别为 3.939、12.962、7.515、17.442、15.800、5.463、3.000、3.035、3.121、36.781、7.013、13.051、9.428、10.774，对应的 P 值均小于 0.05，具有显著的统计学意义，说明两组的躯体、人际、强迫、抑郁、焦虑、敌对、恐怖、偏执、其他、总 SCL、SAD 回避、SAD 苦恼、SAD 总、IAS 方面均具有显著差异。实验后实验组的除精神病这项指标外，其他指标均显著低于对照组。

通过分析上述数据可以看出，经过戏剧治疗干预之后，对照组与实验组在心理健康水平、社交回避、社交苦恼、交往焦虑上的变化呈现出显著性的差异，实验组的得分明显降低，控制心理健康水平的各因子也均有改善。

第二节　质性结果与讨论

一、社交焦虑症状变化与内容分析

对 IAS、SDAS、SCL-90 等量表资料的分析结果显示，与社交焦虑相关的影响因素有灾难化、无力感、个人完美主义、安全感较低等。带有社交焦虑症状的大学生对自己在社交中的应对能力持否定态度。如果个体处于这种状态下，互先预测最坏的情况，对自己面临的未来提前感到担忧和不安，并认为自己什么都不能做。对自己要求严格，即使小的失败也会引发巨大的挫折感，这与个人完美主义相关。较低的安全感会让个体认为自己没有价值，很难接受他人的关心，从而引发社交焦虑症状。

（一）灾难化

在社交焦虑症状中，"灾难化"是经常出现的认知错误，它是指认知情绪调节策略的一种消极的认知应对方式，即个体在面对消极的生活事件时，会用更加糟糕的负面思想来对自己的情绪进行调节。虽然灾难化发生的概率很低，但是在发生后，个体会对最坏的情况进行预测，进行极端的思考和判断。也就是说，如果自己所做的事情失败或受到不公正对待或被拒绝，就越害怕这件事，将其看作悲剧的信念就越强，就会加深社交焦虑的程度。戏剧治疗初期发现了求助者"灾难化"的原因，可通过戏剧再现进行心理补偿，帮助求助者由极端的思考逐渐演变成合理的思考。例如，小苹果因为自己是被领养的孩子，在人际关系中表现出极端的思考特征。

（二）无力感

增权理论的先驱 Barbara Solomon 将无力感定义为"缺乏技巧、知识和物质资源以及情绪管理能力，以致无法令自己满意地有效扮演重要的社会角色"[1]。无力感与环境紧密相关，环境是影响有生命事物的所有因素和条件。Martin E.P. Seligman 的习得性无助理论指出："生活中始终处于无力状态的人们其实正因为环境障碍而承受着习得性无助的沉重负担。"[2] 在戏剧治疗过程

---

① 何雪松.社会工作理论[M].上海：上海人民出版社，2007：144-145.
② 派恩.现代社会工作理论：第3版[M].冯亚丽，叶鹏飞，译.北京：中国人民大学出版社，2008：322.

中，某些求助者会说"我如果在大家面前发言就会死掉""我好像没有优点"等语言，以及做出说话声音小、说话时手在颤抖的身体反应，并且形容自己是无能、应对能力不足的人。

（三）个人完美主义

个人完美主义指设置并严格坚持不符合实际的高标准，并以是否达到这些标准来判断自我价值。即使是小小的失败，也觉得大受打击，这也是社交焦虑的一个特点，它可能导致个人产生痛苦情绪。求助者小芳在治疗初期说："如果我说话带有方言，我就不在他人面前说话。"像这样将完美的标准运用在自己身上的人，很容易受到挫折。但是，随着戏剧治疗的进行，她摆脱了对自己能力的否定性思考，开始产生正向转变。

（四）安全感较低

安全感最先由弗洛伊德提出，马斯洛也对安全感进行了详细研究。马斯洛指出："安全感是个体摆脱消极、恐惧情绪，体验到安全、自由的感觉，是个体生存最基本的心理需求。"[1] 安全感较低表现为对自己是否有价值持怀疑态度，并很难接受他人的爱和关心。大部分求助者都表示，自己的家庭不温暖，因此安全感较低。表6-13为治疗前后质性结果比较。

表6-13　治疗前后质性结果比较

指　标	治疗前	治疗后
灾难化	a. 小苹果：知晓自己是被领养的孩子后，很害怕与别人说话。很容易紧张，和他人相处时，从不主动说话或表现自己 b. 梅子：中学时期，在自习时间与同学说悄悄话，被班主任发现，并在很多学生面前大声指责她。所以，此后在人们面前发言时，因担心被指责，声音变小、手颤抖、头皮发麻	a. 小苹果："别人长什么样子，关你什么事。" b. 梅子：自发地展示自己的才艺，如用洪亮的嗓音歌唱

① 雷伯.心理学词典[M].李伯泰，译.上海：上海译文出版社，1996：765.

续　表

指　标	治疗前	治疗后
无力感	a. 小苹果说："我可能没有优点吧。" b. 小燕子说："你知道吗？当时我很紧张，连在黑板上写字都办不到。"她说话速度很快，声音很小，只想快点结束对话	a. 小苹果在制作"自信之树"的时候，看见别人有许多成功果实，觉得自己的成功果实太少，表示要积累更多的成功经验 b. 小燕子：大家让小燕子唱一首歌时，她虽然很紧张，但还是鼓起勇气唱了一首歌。她觉得自己有了进步，虽然演唱时手和声音都在颤抖，但表现得很勇敢。虽然有时会显得缺乏自信，但一直都在努力训练，以前提高自信心
个人完美主义	a. 小芳："如果我说话带有方言，我就不在他人面前说话。"	a. 小芳认为，没有那么完美的人，大家都能理解小芳的失误，人们也可以通过失误获得进步
安全感较低	a. 小苹果："弟弟出生后，养父母和我的关系发生了变化。他们对我没有以前那么友善。" b. 丽丽：父母在她7岁时离婚了，她和爸爸一起生活。因为思念妈妈而想哭，又怕父亲看到后会抛弃她。所以，她只能忍耐，装作没事。在大家面前经常不说话，不自然地笑 c. 小鱼儿：非常关心朋友，但不会用语言表达自己的关心；不能很好地表现自己，并认为即使表达了，也毫无用处	a. 小苹果："父母是为了减轻我的压力，才生了个弟弟。" b. 丽丽：在之后的治疗过程中都积极地参与进来，还主动跟大家讲笑话。在展示自己的优点时，非常自信地说自己的鼻子漂亮，并主动把脸转过来给大家看 c. 小鱼儿：他很主动地与其他成员交流，并与大家真心分享自己的内心世界。临近治疗结束，小鱼儿说他想成为一个能够与他人分享喜悦的人，而不是一开始就心怀戒备，想关心朋友但没有说出口的人

二、案例分析

（一）支持、共情，建立信任关系

本治疗项目通过"破冰"和"建立信任"两个阶段，形成了集体成员之间相互支持的氛围。破冰主要是打破陌生感，相互了解，激发求助者参加集体活动的兴趣和欲望，使团体成员突破沟通障碍，形成相互之间良好的治疗关系。通过小而简单的集体游戏活跃气氛，让团体成员在轻松的气氛中迅速放下对集体治疗的防御，对其他成员放松警惕，积极投入集体治疗。

第1次治疗时，治疗师全面介绍了戏剧治疗，并说明了注意事项，让求助者知晓本项目的目的及意义，然后进行了量表测试。中国大学生对戏剧治疗很陌生。第1次会面时，治疗师先介绍了戏剧治疗及其活动的目的，让团体成员熟悉并接受。团体成员在初次会面时都比较紧张，不愿交谈。

虽然戏剧治疗师也强调了项目的保密性，但很多成员仍然担心参加项目会对自己在学校的学习、生活造成不好的影响，部分成员对活动持怀疑态度。在治疗师介绍完所有活动后，团体成员纷纷表示希望能够改变自己。

在第2次治疗中，通过身体训练游戏"走走走"消除成员的紧张感，从而进行让成员能很快认出彼此的"滚雪球"游戏。全过程要求成员记住从他人那里获得的信息。设置本游戏的主要目的是缩短初次见面时彼此熟悉的时间，利用简单的奖惩体制来激发他们的积极性，同时强化了他们记忆能力。通过初次见面，成员大致了解了活动的内容和目的，但是相互之间没有交流，也不熟悉，对活动的场所也很陌生。第2次治疗时，团体成员刚聚在一起时，大家都很害羞。在进行热身活动"走走走"时，起初成员都跟着治疗师排队按顺时针方向走。这时，治疗师示范"走"的多种方式，如踩在椅子上走，可以向后走，也可以在中间走。慢慢地，大家的紧张情绪有所缓解。之后活动过程中，成员仿佛回到了小时候，相互嬉笑，不再排队行走。在想象自己的手脚沾上油漆时，在治疗师的引导下，在桌子、墙壁、椅子、其他成员身上都留下"脚印和手印"。在戏剧治疗过程中，起初的僵局有所好转。当治疗师要求成员均匀分布在治疗空间里，形成圆形、三角形和四边形时，成员团结在一起，共同想办法完成指令，并进行了一定的交流，但是有些成员没有发表自己的意见和想法。当治疗师要求参与者用身体动作解释自己的名字时，有些成员没有想到如何去表现。在治疗师的引导下，发动集体智慧帮助他们完成任务。当成员中唯一的男性成员做身体动作时，四名女性成员主动对他的动作进行模仿。几乎所有的成员都记住了其他成员的名字和特点，也对其他成员能记住自己的名字而感到高兴。

在第3次治疗中，进行"大风吹"游戏，这不仅可以训练成员的反应能力，还可以了解彼此的特点，这让成员在进行"猜猜我是谁"角色扮演时，更易于正确认识和接纳自己。通过这些活动，成员可以获得有关"他人视线中的自己"的真实有效的信息，通过观察一起接受治疗的同伴，不仅对自己有了更深的了解，也获得了改变自己的勇气和决心。第 3 次会面，大家的相互了解程度与熟悉度不高。成员习惯性地坐在活动前认识的成员身边。在做热身活动时，大家都习惯观察熟悉的朋友的特点。最后游戏结束时，剩下的人是唯一的男性成员小鱼儿，大家哄闹着要他进行才艺展示。小鱼儿感到害羞，治疗师鼓励他可以唱歌或讲个笑话也行。他低着头说不会，然后站立不动。治疗师提议拍一个不同姿势的五连拍，他犹豫了一下，还是答应了拍摄。拍摄时，小鱼儿的脸很红。通过这次活动，成员之间的关系变得更加亲近，彼此也更加熟悉。此次是第 3 次活动，虽然成员之间没有很多交流，但可以确认该团体是一个互相尊重和互相关心的团体。他们对治疗师也建立了一定的信任，形成了一个良好的医患关系。团体成员在治疗过程中互相帮助、鼓励和支持。大家都积极参与项目，没有迟到和早退的现象。

接下来是建立集体信赖关系的阶段，缩短身体和身体之间的距离是形成信赖关系的有效方法。治疗中进行了一系列需要身体接触的集体合作挑战项目，如"踩报纸""镜子游戏""猜词游戏""助盲"等。成员通过内部沟通与合作，相互信任、支持、关怀，在治疗过程中逐渐认识到合作的重要性，在取得成功的同时，增加了亲密度，为形成群体之间的信赖关系奠定了坚实的基础。

在第 4 次治疗中，治疗师安排的合作游戏是"踩报纸"。在制作自己的形象报纸人偶的过程中，成员不仅正确全面地认识了自己，还能感受到其他成员的鼓励和接纳。热身活动刚开始时，大家都认为与其他成员进行身体接触很尴尬，但由于游戏很有趣，成员之间越来越亲密。制作报纸人偶时，大家都踊跃参与。但说到自己喜欢的部位和不喜欢的部位时，大家都显得很没把握。在团体成员的支持下，成员都坦然接受了自己的优缺点。

在第 5 次治疗活动中，小苹果分享了她的 6 幅图作品。小苹果被收养后，养父母非常疼爱她。之后，养父母生下了弟弟，她则认为弟弟影响了自己与父母的关系。小苹果在其他成员的协助下，将这个故事用戏剧的方式呈现出来。小芳说自己也有过同样的感受，而且能理解小苹果。小芳认为她的父母更喜欢哥哥，觉得哥哥比自己优秀，所以很伤心，可是一想到哥哥以后会分担照顾父母的压力，就不那么在意父母对哥哥的喜欢，她建议小苹果多和父母沟通。这时小芳的神情很温柔，这句话不仅是对小苹果的建议，也是对自己的建议。小芳对小苹果的故事产生了共情。Mtchele Root Bernstein 认为共情的本质是成为别人。通过共情，小芳能够关心和尊重他人，将他人的情感需求当作自己的需求。戏剧通过扩大的自我意识和扩大的现实，使隐藏的矛盾冲突显现出来，有助于接下来的治疗工作。

（二）投射性认同

团体成员通过创作 6 幅图的活动，找到了引起社交焦虑症状的原因。治疗师在第 5 次、第 6 次治疗中要求成员创作 6 幅图，并将作品一起展示出来，由成员投票选出最让人感兴趣、最想了解的作品。小苹果的作品获得了最高分数。治疗师请小苹果用雕塑表现 6 幅图的具体内容。小苹果的 6 幅图中的主角是一位渔夫。渔夫正在钓鱼时，突然出现一男一女两个孩子在玩耍。小孩将池塘的鱼吓跑了，阻碍了渔夫钓鱼。后来，孩子的父母责骂了孩子，并带走了他们。渔夫告诉孩子的父母，玩耍是孩子的天性，不应受到指责。最后，渔夫带着两个孩子在河边玩得很开心。她制作的雕塑造型是渔夫坐在草地上的样子。渔夫背后有太阳和大树，旁边有一只小兔子。河里的鱼自由地游来游去，在渔夫旁边摆放着装鱼的小桶。治疗师问小苹果是否觉得孩子妨碍了她钓鱼。小苹果说虽然没有捕到鱼，但不会讨厌孩子，她会跟孩子一起玩。接下来，由小苹果指定一位成员做她的替身，并让她从旁观者的角度去看雕塑。最后，她承认她喜欢独自钓鱼甚于跟小孩玩。治疗师问她为什么更喜欢一个人独处。她起初回答不知道为什么，后来分享了自己的故事。

在叙述过程中，小苹果不断地揉自己的手，表情也不自然。她说她只跟少数人分享过自己的家庭故事，因为她不想因为这件事得到别人的同情。

沟通分为"语言沟通"和"非语言沟通"。人们需要用语言进行沟通，说出自己的实际要求和需要。非语言沟通包含了很多模糊的信息，可以准确记录情绪特征。小苹果希望自己是这个家庭的中心，努力学习，将来成为照顾这个家庭的人。投射性认同源于对病态客体关系的幻想。这不利于健康人际关系的形成。在小苹果上高中的一天，养父母告诉他弟弟即将出生。这时她觉得自己的地位受到了威胁，觉得弟弟将成为自己和养父母之间的障碍。她认为养父母对她的关心越来越少，而以前会满足她提出的所有要求。她开始厌恶弟弟，开始怀疑养父母对自己的爱，在学习上也失去了动力，每天都过得很苦恼，还躲避与别人的交流。其他成员都鼓励小苹果，提供一种新的角度看待弟弟的出生，即弟弟能替小苹果分担照顾父母的压力，并不是父母不爱她，而是为了减轻她的压力才让弟弟出生。其他成员在鼓励小苹果的同时，提供了从另一个角度来看待这件事的思路。在大家的鼓励和帮助下，小苹果的情绪得到了缓解，也学会了用积极心态看待事物。

（三）客体关系、依恋理论、自我心理学

本项目在第 7 次至第 9 次治疗中，主要以女娲造人的神话故事为基础进行治疗活动，鼓励团体成员找出产生社交焦虑的根本原因，在团体的支持下，完成自我转移。在排练戏剧的过程中，完成了内化和自身重建，使成员恢复健康心理。听完女娲的故事，想象自己是女娲时，一些成员试图制造和自己一样的人，而另一些成员则想制造与自己完全相反的人。在治疗师和团体成员的协助下，小鱼儿再现了自己的故事。小鱼儿扮演渴望母爱的幼年自己，然后邀请辅助治疗师桃李扮演自己的母亲，并实现了镜化转移。桃李在现实生活中也是一个孩子的母亲，这让小鱼儿更容易联想到自己的母亲。小鱼儿倾诉完自己的委屈后，辅助治疗师桃李低声安慰他，使小鱼儿得到他内心深处渴望的母爱。之后，其他成员用自己独特的方式为小鱼儿加油。小鱼儿在分享了自己的故事后恢复了平静，身体动作和语言也不多。小鱼儿在活动中一直积极地帮助其他成员，但他还是第一次放下自己的心理防御机制，同其他成员进行内心深处的交谈并抒发自己的感情。

（四）模仿和角色法

在第 10 次至第 13 次治疗中，以"拒绝""面试""异性"等为主题，进行了戏剧模拟排练。通过模仿这些容易引起焦虑的情境，使成员找到了自己模仿的榜样。在第 12 次治疗中，成员们一起创作了以"拒绝朋友借钱的请求"为主题的故事。故事完成后，以戏剧的形式表现出来。大部分成员经过拒绝练习后，认为自己可以在现实生活中拒绝好朋友提出的不合理要求。丽丽觉得自己没有办法完成拒绝练习，她主动说出了自己的苦恼。她的宿舍的床是上下铺，她在下铺。当她刚坐到床上的时候，上铺的朋友经常要她递东西。她想拒绝，又不好意思一再拒绝。她认为小芳是她学习拒绝的榜样。治疗师让小芳再次演示如何拒绝朋友的不合理请求，并让丽丽站在小芳的旁边，模仿小芳的声音和动作。看了小芳的示范后，在其他成员的鼓励下，丽丽终于大声喊出"不"。当丽丽能大声拒绝时，其他成员都报以热烈掌声。

治疗师让丽丽模拟日常生活中的场景，用戏剧再现室友要求其为自己递东西时的情境，在此情境中，丽丽直接拒绝了室友的要求。在进行拒绝练习后，丽丽这样表达了自己的心情："能够放下压在身上的大石头，心情变得非常愉快，呼吸也轻松了不少。"

在戏剧模拟中，成员可以学习处理人际关系中的矛盾。由于丽丽无法进行拒绝练习，所以她寻找了一个榜样进行模仿。这样的戏剧排练也是成员们回到现实生活的实习基地，团体成员在这里改正了自己的缺点，学会了正确处理人际关系的方法，为了建立可持续的人际关系而进行充分的尝试，治疗结束后可以顺利回归社会生活。

（五）心理剧

第 7 次治疗中，治疗师要求梅子创设出班主任责骂她的情境，并让其他成员都扮演梅子的角色。梅子脱离舞台，在一旁观看时，治疗师问她看到另一个自我的感觉如何，她表达了对班主任的不满。许多双重自我站在主人公后面，为其传递了更多能量。替身技术可以说是"心理剧的心脏"[①]。

心理剧没有固定的剧本，主人公自发地将自己经历的矛盾冲突以戏剧的形式表现出来。配角在这个过程中起到了帮助主人公的作用。剧本是由主角和所有参演人员共同创作的。在演出过程中，也可以对剧本进行修改、追加、改善以及重新制作等。随意的表达方式容易使主人公摆脱伪善和虚情假意，从而通过剧中人物表达自己的愿望、观点、个性、行为方式等，为主人公提供了安全的环境。团体成员提供的安全、温暖的心理环境消除了梅子的自我防御，使之能把潜意识里被压迫的情境表现出来。在此过程中，再次面对之前最紧张的人际关系状况，梅子的应对方式改变了很多，紧张感减少，在团体成员的鼓励下自信心也得到了增强。

（六）叙事

6 幅图是戏剧治疗的诊断评价工具，这在文学领域经常被提及。这是一种投射诊断工具，即根据治疗师的指引，由求助者自己制作故事。治疗初期，成员都完成了 6 幅图作品。从整体上看，成员创作的主角并不是一个有

---

① 　Blatner A.Acting in[M].New York: Springer Pub Co.1973: 24.

主导力和创造力的形象，而是无力的形象。妨碍者一般是权力的象征或拥有强大的力量，可以看作对以父母为首的年长一代或神的愤怒感的表现。助力者因素有很多，如自然的力量或者是某种工具。

小芳创作的主人公是小明，他在路上捡了100元。这里的阻碍者是劝小明把捡来的钱花掉的小强，助力者是劝小明把钱交给警察的小红。小强和小红争论了起来，最后小明在小红的陪同下把钱交给了警察。治疗师要求全体成员想象如果自己在路上捡到100元钱会怎么做？将反应不同的成员分为小强组和小红组，让他们分别站在小芳两边。"小强们"和"小红们"谈了各自的观点和理由。小芳听了双方的争议，有些心烦意乱。治疗师问小芳最近是否还有同样纠结的感觉？小芳目光下垂、望向地面，没有自信地说，最近在犹豫是否准备考研。她觉得考研很难，担心自己考不上。这时能够帮助她的是志同道合的同学和积极的信念。治疗师让全体成员围着小芳站成一个圆，成员把自己的手搭在她身上，把自己的力量传给了她。辅助治疗师汤汤对小芳说："你比你想象的要更优秀。"小芳哭了起来。梅子表示自己也在准备考研，希望和小芳一起学习，一起进步。小芳专心地听着其他成员鼓励自己的话，目光变得坚定起来。

小芳呈现出非常犹豫的状态，她创造的主人公虽然很容易被外界所影响，但内心有自己的信念。通过这个故事挖掘出了她犹豫不决的真实原因。她觉得父母更喜欢哥哥，认为哥哥比自己优秀，所以很不自信，从小时候开始就渴望父母的爱和称赞，急需外界的认可。在戏剧治疗中，能够起到治疗作用的最大力量就是"用身体体验"。当治疗师让她用戏剧的形式表现一个故事时，她才真切地感觉到自己的犹豫让自己多么痛苦。通过戏剧直接体验和感受故事中人物的情感，直接"再现"故事，通过身体"行动"体验"再现"，这就是戏剧治疗区别于其他艺术治疗的最大优点。

故事的重要性不在于指示性，而在于让求助者自己寻找解决方法。如果求助者仔细思考，就能发现自己的内心矛盾并以叙事的方式呈现出来。有时候求助者的叙事和其生活没有任何关系，看似无法理解和解决，实则与他内在的问题有很大关系。

在治疗过程中，治疗师向成员讲述了"小象的故事"。有一头小象，从小就被拴上了不太粗的链子，小象几经努力还是挣脱不开链子。等它长大，他的力气大到可以把链子解开时，却没有去尝试挣脱链子。治疗师引导大家分享自己的感受，分享自己通常在什么情况下会失去信心，应该如何提高信心。成员都分享了他们以前害怕失败而放弃做某件事的经历，并表示以后不会害怕失败，会继续接受新的挑战，还主动讨论了提高自信心的方法。成员积极回忆自己成功的经历，表示当自己失去信心时，就用自己获得过的成功经验激励自己，提高自信。故事的非现实性的一面就是故事最重要的部分——隐喻。即使求助者不暴露问题，也可以通过隐喻的表达方式发现自己的问题，从而引发求助者思考解决问题的方法。

在治疗过程中，中国神话也具有疗愈性。神话是人类最初精神的结晶，它是文化思想、道德观念、文化艺术以及人类思维的最初表现形式，蕴藏着十分重要的文化内涵和丰富的精神遗产。一切精神及意识形态都是从太古神话开始出现的，都可以用神话来解释。神话诞生于上古时期的母系社会，由于生产力的低下和原始思维方式的限制，当时原始人把妇女看作和大自然一样神秘伟大的存在。当时，女性的地位非常高，拥有令人难以想象的神秘而巨大的力量。生活在此时代的人们往往将自然崇拜、生殖崇拜、母性崇拜、女性崇拜结合在一起，创造神话的原型。因此，他们想象中的神的形象大多以女性为主。

在戏剧治疗中，可以安全、容易理解的环境为基础，让成员想象自己和女娲一样创造了人类。女娲是中国古代神话中最伟大的女神，是"古之神圣女，化万物者也"[1]。女娲是中国原始神话中最古老的女神，是创造万物的神圣女神。她不仅用泥土塑造人类，还改变了混沌世界，死后还创造出了很多神。由此可以知道，女娲不仅是人类的母亲，还是众神的母亲、万物的母亲。在治疗过程中，成员们对女娲进行投射转移。他们可以通过投射对象——女娲来满足夸张的自我意识，可以将理想的他人——女娲的冷静、力量、智慧和美德内化为自己的东西。通过这样的"理想化转移"，将其与理想化对象等同起来，能够感受到心理上的稳定。

小苹果说，当自己是女娲时，她会做出许多和自己一样的泥娃娃，这样才会有人理解她。小苹果从小被领养，她在弟弟出生后，没有得到养父母足够的爱和关心，没有形成明确的自我意识。小苹果与自己创造的人类形成了复制转移的关系，十分需要别人的认同、理解。小苹果从自己创造的"自体客体"中得到了满意的反应，找到了自己在社会人际关系中产生矛盾的原

---

[1]　许慎.说文解字[M].北京：中华书局，1963：56.

因，并获得了克服社交焦虑症状的勇气。

小燕子想象自己是女娲时，做出了许多可爱的小孩子，觉得这样很轻松愉快。小燕子因考试失败而难过，所以想创造的人是理想化的自己。她想通过打造出理想化的自我，优化心理素质，重建心理结构。

丽丽想象自己是女娲时，她做出了和自己一样的黏土人偶，认为只有和自己相似的人在一起，才能轻松愉快。丽丽的父母在她小学时离婚了，因缺失母爱而无法与其他人正常交往。通过理想化转移，她恢复了自信，并创造了和自己一样的人。

小鱼儿想象自己是女娲时，希望做一个足够完美的人，只有这样才会幸福。他从小父母离婚，父母相继组建了新的家庭。于是他想，女娲一定要做出一个完美的人。小鱼儿小时候和姑妈住在一起，由于想念母亲，小鱼儿离开姑妈的家去找母亲。小鱼儿母亲没有让小鱼儿的投射性自我得到满足，在这样的过程中小鱼儿受到挫折。他创造出来的人是与自己相反的人，他认为与自己完全相反的人要比他完美得多。这意味着他对自己非常不自信，并希望在创造理想化自我的过程中得到他人的关心。在一次活动中，辅助治疗师扮演他的母亲，让他感受到他没有感受到的母爱，帮助他树立起正确的自我意识。

小芳也是如此，她认为与自己相反的人才是完美的人。她认为父母因哥哥的存在而忽视她，因而没有形成正确的自我意识。在创造理想自我的过程中，通过将理想的自恋状态内化，来改善对自我的认识。

梅子表示："成为女娲时，我很高兴能创造出一群蹦蹦跳跳的人。"这种被尊崇的伟大人物形象和自己结合，实现了理想化转移，并在这一过程中获得激励和力量。于是非常害羞、紧张的梅子变得活泼起来，克服了羞涩感和紧张感。

第三节　结论

本研究的目的在于采用科学的实验方法系统探讨戏剧治疗是否有助于以及为何有助于缓解和降低大学生的社交焦虑，并基于相关研究结果提出干预大学生社交焦虑的临床实践方案，并检验其有效性。

在本研究中，先对当前大学生社交焦虑状况进行了测查，分析了人口统计学变量上的差异，以期揭示当前大学生社交焦虑的现状，并筛选出后续被试群体。本研究调查的大学生中，有社交焦虑症状的大学生占总人数的38.8%，说明大学生的社交焦虑问题非常严重。而且有社交症状焦虑的大学生在年级、性别、家庭环境、是否独生上有显著差异。

恰当的戏剧治疗方案对缓解中国大学生社交焦虑有一定效果。治疗初期，通过"走走走""滚雪球""猜猜我是谁""踩报纸"等戏剧性游戏，让团体成员快速放下心理防御，建立团体认同感和信任感。治疗中期，通过对6幅图中主角、事件、阻碍者、助力者、结局的分析，挖掘团体成员出现社交焦虑症状的根本原因。通过戏剧演出的方式呈现6幅图中的内容，使成员产生对图中主角的投射性认同，将内心深处的矛盾外化。大部分成员因家庭环境的影响，出现社交焦虑的症状。为了帮助成员消除社交焦虑，以自我心理学的原则为基础，借用"女娲造人"的故事，形成客体转移关系，在虚构的戏剧世界里抚慰伤痛，并在戏剧练习过程中维持内化作用，帮助成员重新构建积极、正向的自己。通过以"拒绝""面试""异性"等为主题的戏剧模拟，让成员共同讨论并寻找扮演者，从模仿中找到解决焦虑的方法。治疗末期，回顾团体成员社交焦虑的情绪变化，了解自己出现社交焦虑的原因，消除内心压抑感，建立安全感，提升自信。戏剧治疗对缓解大学生社交焦虑症状起到了积极的作用。

本研究不仅运用科学研究方式设计戏剧治疗临床实践干预方案，对有社交焦虑症状的大学生进行了有效干预，还丰富和深化了戏剧治疗和社交焦虑领域的研究，为社交焦虑的临床干预提供一定的理论指导和科学依据。以本土文化为基础，将成员所属文化圈的神话、寓言等文本与西方戏剧治疗理论相融合，将西方研究结果在本土文化的背景下进一步验证和完善。

第七章　戏剧治疗在中韩两国发展之比较

　　戏剧治疗是 20 世纪 70 年代在欧美国家发展起来的一门综合医学、心理学、戏剧表演学与社会学等理论与方法的新兴学科。随着经济与科技的飞速发展，人们的生活质量得到了显著提高，对健康的追求也更为迫切。在物质资源丰富的现在，心理疾病的患病率逐渐上升。戏剧治疗通过角色塑造和演绎、即兴创作、形体动作等方式具体呈现内心的情感，为来访者提供一个扩大感官体验、了解内在冲突、认识自我的媒介，从而更好地解决其心理问题。

　　目前，中国① 对精神病人文化及其精神世界的探究落后于发达国家。戏剧治疗的发展更是处于起步阶段，尚未形成一个完全专业的戏剧治疗团体。韩国的戏剧治疗虽然比西方起步晚四五十年，但发展飞速，其应用广度并不亚于欧美国家。韩国不仅成立了戏剧治疗协会，还在大学中开设了戏剧治疗的本科、硕士及博士课程，戏剧治疗的相关学术成果也备受国际瞩目。作为亚洲邻国的中韩两国，在地缘和文化上渊源颇深，但是为何在戏剧治疗的发展运用上存有如此大的差异，这是一个值得思考的问题。本章以两国戏剧治疗的发展概况为切入点，运用文献分析、实地调查、比较分析、逻辑分析等方法，从政策、经济、文化等角度，对中韩两国戏剧治疗发展运用的环境进行比较，从而为中国戏剧治疗的发展提供借鉴与参考。

---

① 　这里的中国专指中国大陆。

第一节　中国戏剧治疗发展现状

一、学术研究现状

目前，国内学术界对戏剧治疗的研究才刚刚起步，已出版的书籍只有龚鉥的《易术：与改变共处的生活艺术》与上海戏剧学院谢克纳人类表演学研究员彭勇文所翻译的《躺椅和舞台：心理治疗中的语言与行动》。在《易术：与改变共处的生活艺术》一书中，龚鉥致力于将传统中医和黄帝内经的思想相结合，整合创造性的艺术手段和心理剧，发展一套独具中国传统特色的易术身心灵治疗法。《躺椅和舞台：心理治疗中的语言与行动》对比了戏剧治疗中最重要的三种模式——角色法、心理剧与发展转化法理论及案例分析与操作实务。

精神科医生从临床医学角度对戏剧治疗的实际操作技术在戏剧治疗的临床应用进行探索。例如，北京回龙观医院心理科医生屈英、李育芳等将慢性精神分裂症住院患者随机分为研究组和对照组。在对研究组辅以戏剧治疗，采用阴性症状量表和阳性症状量表对两组实验人员进行评定后，得出"精神药物治疗的基础上辅以戏剧治疗，可改善慢性精神分裂症患者的阴性症状，减缓衰退，改善人际关系，提高社会适应能力"的结论[1]。武汉精神卫生中心心理治疗科的研究员刘慧兰等人相继创作出《皇帝的新装》《俄狄浦斯王》等可以在病房反复滚动排练、演出的剧本，并将其应用于开放式心理病房，以达到通过戏剧表演激发团体动力，从而使患者康复的目的。

此外，对戏剧治疗进行引入与介绍的文章也不少。西南大学心理健康教育研究中心的李晓辉等人从戏剧治疗的发展历程、治疗特点、治疗阶段以及治疗技术等方面回顾了其发展现状，提出"从完善已有理论和技术、开拓新的治疗领域、运用现代信息技术以及加强本土化研究等方面解决戏剧治疗发展所面临的困难"[2]。天津市教育科学研究院的郝琪等人从戏剧治疗的起源、理论、方法及案例分析来对其进行评价，认为表演治疗不仅是一种心理调适的工具，还是一种生活规划的方法论，是用一种新的人生哲学来指导人们如

---

[1]　屈英,李育芳,肖广荣.戏剧治疗慢性精神分裂症的对照研究[J].中华精神科杂志,2000,33(4):237-239.

[2]　李晓辉,张大均.戏剧治疗的回顾与展望[J].医学与哲学（A）,2012,33(6):49-50,76.

何去创造新的生活。[①]

　　介绍戏剧治疗具体技术的文章有厦门大学的教授周显宝与他的学生赵倩、于小茵以面具为切入点发表的《从面具到真实——戏剧治疗理论与实践探究》与《伪装与揭露：面具背后的戏剧性转换与投射——论戏剧治疗中面具运用的实操方法与符号象征意义》。前者对戏剧治疗进行历史梳理和理论反思，探讨实践模式在维护个体身心健康，促进社群和谐顺畅方面的重要作用。[②] 后者则立足于戏剧治疗的实际操作过程，从面具运用的本源入手，分析面具在戏剧治疗中对来访者实现戏剧性"投射"与"转换"的重要作用和意义。[③]

　　关于戏剧治疗的研究，大致可以分为量性研究、质性研究、行动性研究和以艺术为基础的研究，其研究取向各不相同。我国的相关研究大部分是通过测量治疗中的相关指标得出关于治疗有效性的结论的量性研究、注重于调查治疗过程的质性研究与以艺术为基础的研究，探索研究者和被研究者之间整体境况的行动性研究较少。

二、专业机构及从业人员培养现状

　　厦门大学于 2007 年在艺术学院开设表现艺术治疗专业，并于同年招收首届硕士研究生，其中就包括戏剧治疗分支。2011 年，厦门大学在人文学院中文系戏剧与影视学专业将表现戏剧治疗作为一个独立的研究方向招收硕士研究生，对研究生进行戏剧治疗领域的相关系统训练和培养。

　　除大学内的戏剧治疗人才培养之外，我国还有阿波罗教育与心艺社两个私人机构设有戏剧治疗课程。阿波罗教育于 2010 年在北京成立，由数位毕业于德国慕尼黑大学心理与教育学院的博士创立，以培养舞动治疗师为主，也设有以音乐、戏剧、视觉艺术等艺术形式为媒介的治疗师培养课程。2014 年分别邀请著名戏剧治疗师 Pam Dunne、Joel Gluck 和发展转化法创始人 David Johnson 教授开设戏剧治疗的相关课程，2015 年多次开设发展转化戏剧治疗师培养课程。其主要以 12 ～ 20 人为一班，课程时间 3 ～ 10 天不

---

① 　郝琦,汪新建.表演治疗的理论与方法述评[J].心理发展与教育,2003(3): 87-91.

② 　周显宝,赵倩.从面具到真实——戏剧治疗理论与实践探究[J].戏剧艺术，2013(5): 18-25.

③ 　周显宝,于小茵.伪装与揭露：面具背后的戏剧性转换与投射——论戏剧治疗中面具运用的实操方法与符号象征意义[J].南京学院学报（音乐与表演版）,2014(2): 139-144, 162.

等，课程内容有戏剧治疗测评与研究、社会剧与心理剧技法、一人一故事等主题。心艺社于2013年在深圳成立，由美国发展性转化戏剧治疗学院受训师创立。其开设了多个艺术治疗工作坊，如在2013年开设"戏剧身连心——心灵成长工作坊"、由美国发展性转化治疗师W.Randy McCommons主讲的"发展性转化戏剧疗愈工作坊"等。目前，国内对戏剧治疗的理论研究还处于起步阶段，中国大陆还没有一个完全正式的戏剧治疗团体，缺乏专业的治疗师、临床经验积累和培养专业治疗师的课程体系，社会普及度较低。

第二节　韩国戏剧治疗发展现状

一、学术研究现状

较中国而言，韩国的学术研究成果更为丰富。通过韩国学术研究信息服务网、韩国国会图书馆、韩国国立中央图书馆、NAVER书籍信息网搜索"drama therapy""연극치료"等关键词，共检索相关书籍16本，其中6部为原作，10本为译著。

自1990年洪有振将戏剧治疗引入韩国以来，韩国积累了大量关于戏剧治疗的学术研究成果。1993年，洪有振出版的《感情净化》是韩国第一本介绍戏剧治疗的书籍。韩国戏剧治疗著名学者知庆州在参加各种戏剧治疗活动期间，将自己参加戏剧治疗的经历和对戏剧治疗技法运用的见解聚集起来写成书，并通过介绍戏剧治疗技法来记录戏剧治疗的发展。李孝源出版的《和戏剧治疗一起行走》一书不仅介绍了戏剧治疗的程序和技法模式，还包含了从求助者的角度来看戏剧治疗的运用方式和效果，最后详细叙述了戏剧治疗与心理剧和教育戏剧之间结合的可能性。

韩国戏剧治疗协会会长朴美利将2008年2月至2009年1月连载在《特殊教育》上利用戏剧治疗帮助发育障碍儿提高身体机能与解决其心理问题的案例整理成书、发行出版，这成为韩国第一本论述戏剧治疗实践的著作。其另一本著作从艺术的角度来研究戏剧治疗的原理，论述了戏剧本身带有的治疗功能和戏剧中情感模式的联系。李书型、郑美艺则发展了家庭治疗理论，并结合戏剧治疗形成了自己的治疗体系，将其治疗体系的理论背景和治疗技法整理成《利用戏剧和电影开展的家族治疗》一书。

译著主要源于欧美戏剧治疗代表理论家 Sue Jennings 和 Reobert Landy 的著作。韩国戏剧治疗学者翻译了 Reobert Landy 的《朝向角色理论的原型进行研究》《透过角色理论发展源自戏剧经验本身的戏剧治疗理论架构》等三本书籍。Sue Jennings 的三本著作也在韩国翻译出版。David Read Johmson 等人共同研究的关于发展转换法的两本书籍也被翻译为韩文书籍。此外，还有译自 Jones Phil 研究剧场与戏剧治疗关系的书籍与 Mcfarlance Penny Harvey 写的戏剧治疗与家庭教育相结合的书。

在学术论文方面，20 世纪 90 年代初，韩名熙详细介绍了戏剧治疗的各种方法和理论，第一次将戏剧治疗作为一门专业学科带入人们视线。进入 21 世纪后，以戏剧游戏、发育障碍患儿及戏剧治疗现状为角度的研究居多。朴美利在《特殊戏剧游戏的形式及其效果》中，将戏剧游戏分为放松身体、唤醒情感、身体表现、小团体游戏、有主题的戏剧、结束游戏六个阶段，在此过程中能达到让案主认识到他人存在、提高感情的表现力与使其更好地融入社会生活的效果。朴美利在《发育障碍儿与戏剧治疗》一文中提出，应先从视觉、听觉及触觉接触开始，开设提高其想象力、团体意识的模仿游戏对有发育障碍的患儿进行戏剧治疗。她在另一篇文章中通过实例分析论证了进行深入的戏剧治疗，感性认识技法重要性在于其能诱发案主的自发性并与治疗师建立信赖感。方明爱等人从医学与戏剧治疗相结合的角度出发，以 10 名精神迟缓的学生为对象，进行 7 周共 28 次的戏剧治疗，从其结果得出，进行戏剧治疗对精神迟缓的学生的适应力及情感表现有巨大的帮助。韩明熙从历史角度阐述了戏剧治疗的传入及其在韩国本土的变迁。2010 年以后，对戏剧治疗研究的角度更加丰富。宋连玉以地方福利院的儿童为主要研究对象，分析了戏剧治疗对提高其自我表现力、自尊感的积极影响。白熙淑、李书型共同运用戏剧治疗中的发展性转化技法对患有自闭症谱系障碍的儿童进行团体语言治疗。李孝源与李书型以自传公演技法为主题进行研究，李孝源以培养戏剧治疗师的过程为切入点，具体分析了自传公演中角色的原型、构造与形式；李书型认为自传公演为戏剧治疗中最为重要的技法，因为其体验性强，能将自我内部的消极心理状态表现出来。

二、专业机构及从业人员培养现状

近年来，随着英美学者对戏剧治疗的研究增多，韩国对戏剧治疗的关注度也随之提高。圆光大学最先招收戏剧治疗专业的研究生，同德女子大学与龙仁大学也相继招收戏剧治疗专业研究生（表8-1）。此外，东国大学、汉阳大学等研究生院与成人教育学院中也开始开设戏剧治疗课程。

表8-1　韩国戏剧治疗专业研究生

研究生院名	开设年份	学　科	研究方向
圆光大学东西保健医学研究生院	2001	艺术治疗	舞蹈·戏剧治疗
同德女子大学公演艺术研究生院	2006	戏剧表演	戏剧治疗
龙仁大学文化艺术研究生院	2005	艺术治疗	戏剧治疗

除大学教育之外，韩国还有与戏剧治疗相关的学会、协会、研究所等机构也开设了戏剧治疗师培养课程，包括 1992 年洪有振创办的洪有振心理戏剧研究所在内的相关机构共 48 个。其中，最活跃、专业的机构——韩国戏剧治疗协会于 2005 年在淑明女子大学的成人教育院中开设戏剧治疗师培养课程。戏剧治疗师需经历 1 ～ 2 年的培养课程（戏剧治疗初中级等强化课程、戏剧学、心理学、特殊教育、精神健康学、心理剧和临床实习，课时 120 ～ 360 小时），然后再经过面试、笔试后，才能取得资格证。在规定的课程治疗之外，还需要参加协会中的心理剧、教育戏剧、舞蹈治疗、戏剧治疗等，以及一些其他团体中提供的心理咨询、戏剧讨论、性格诊断测试等项目。龙仁大学文化艺术研究生院的戏剧治疗专业和韩国戏剧治疗协会有紧密联系。龙仁大学戏剧治疗专业学生在研究生课程之外，还要参加戏剧治疗师资格证的培训课程。同德女子大学研究生院学习一定的临床实习课程之后，可以获得韩国戏剧治疗协会和心理戏剧治疗协会发放的资格证。虽然韩国的戏剧治疗比西方发展晚四五十年，但其最近兴起的戏剧治疗发展速度快、开展范围广，应用的范围不亚于欧美国家。与中国大陆相比，韩国的戏剧治疗发展走得更远一些。

第三节　中韩戏剧治疗发展存在的差异及原因分析

一、政策环境因素

国家的政策导向和制度保障是促进各类心理治疗学繁荣发展的前提条件

之一，对戏剧治疗发展有直接的推动作用。随着我国社会主义市场经济体制的不断完善，政府职能转换进程加快，政府的相关管理活动也变得形式多样。中华人民共和国成立初期，中国建立了各类科研机构，制定了《十二年科学技术发展规划》，国家科技创新体系形成。1999 年，科技部组织制定的"全国基础研究十五计划"中才将心理学确定为 19 个优先发展的基础学科之一。2000 年，心理学被国务院学位委员会确定为国家一级学科，这表明心理学被正式列入我国主要学科建设体系。① 2011 年初，《中共中央关于制定国民经济和社会发展第十二个五年规划的建议》第一次将"弘扬科学精神，加强人文关怀，注重心理辅导，培育奋发进取、理性平和、放开包容的社会心态"加入国家发展战略文件之中，采用了"注重心理辅导"等字眼说明我国近年来对公民心理状态的关注度，也为戏剧治疗的发展提供了铺垫。

1984 年，韩国保健社会部颁布了治疗精神疾患的综合政策——允许民间治疗组织的存在和进行精神疾患流行病学调查。1985 年，国会提出了《精神保健法案（草案）》，出资支援 47 所模范精神疗养院。1997 年，中央和地方成立专门委员会实施《精神保健法案》。同年，保健局成立精神保健科来管辖相关事宜。1998 年，国会提出"精神保健发展 5 年计划"并设立了四个模范性精神健康增进中心。2000—2010 年，韩国开展了预防自杀、增进精神疾患认识、预防沉迷网络等心理及精神保健项目。2013 年，为了制定关于精神疾患和心理治疗的政策，保健福祉部和经济合作与发展组织召开了国际研讨会，指出："韩国国民不仅是精神压力大，其治疗水平存在差距，除了因为治疗缺少经济支持和大众认识偏差，还有一个重要的原因是政策的不足。"②

从政策方面来看，中韩两国提出的与精神文明建设、文化建设相关的政策不在少数，两国关于戏剧治疗方面的政策文件一鳞片爪。中国更多的是关于学科的理论建设，并没有注重如何付诸实践，这也是我国戏剧治疗发展较慢的原因之一。韩国的学科建设基本完善，其出台政策的重点在于如何使国民心理精神健康，政府不仅直接支援建立保健所，还允许民间治疗团体的存在，促进了各种治疗团体在实践中研究戏剧治疗，使之得以发展。戏剧治疗

① 陈永明，张侃，李扬，等.二十世纪影响中国心理学发展的十件大事 [J].心理科学，2001，24（6）：718-720.

② 김은비.국내 상담 관련 정책 및 상담자의 인식과 수요 분석.[D].서울：이화여자대학교，2012.

发展除了在学术研究领域上实现其价值，在实践领域中也很重要，职业化的发展道路也是戏剧治疗的必然选择。在我国的心理健康服务体系中，社会戏剧治疗团体难以得到社会的认可，发展缓慢。普通民众比起社会团体更信任公办医院中设置的心理咨询中心，公办医院中的心理咨询师虽有学习戏剧治疗相关知识，但并不是戏剧治疗师专业，其治疗效果也达不到预期的结果，戏剧治疗职业化发展变得举步维艰。缺乏国家权威机构对从业人员资质进行规范是导致此情况发生的主要原因之一。在韩国，早在1984年出台的政策中就承认民间治疗团体的合法化。2005年，韩国戏剧治疗协会在韩国文化体育观光部登记注册，是第一个国家承认的专业戏剧治疗团体，其设立的戏剧治疗师资格证考试也受到了国家承认。相较于中国的政策环境，韩国更利于戏剧治疗的发展。

二、经济环境因素

学科发展离不开经济条件的支撑，戏剧治疗的全面发展只有在已经解决了国民基本生存问题之后才能实现。所以，戏剧治疗的发展与其他自然学科相比，更加依赖经济的发展。戏剧治疗作为一个舶来品，在中国的快速兴起是改革开放之后才开始的。随着中国经济的飞速发展，我国国内生产总值步入50万亿大关，人民收入水平和生活质量显著提高。因我国地域辽阔，在改革开放的进程中，我国地区之间发展的不平衡逐渐加剧，不仅城市与农村经济发展差异化严重，东西部经济发展差距也很大。沿海地区因地理环境优渥，成为改革开放的第一批试点，民营经济迅速增长。与此同时，一系列的优惠政策吸引了大量的海外资本输入，为经济飞速发展提供了丰富的资本投入。中西部的地理位置与优惠政策，远不及东部。随着经济飞速发展，东部城市居民的生活节奏加快，对戏剧治疗的需要比中西部居民大。地域经济发展不均衡、教育资源分布不平衡导致国民受教育的程度也呈现出地域差异，造成落后地区群众对心理疾病没有正确的认识、对心理治疗有很大的抵触。所以，在我国的经济环境下，戏剧治疗并没有得到很好的发展。

韩国在实现产业经济飞速发展的基础上，紧跟世界产业发展新趋势，及时把发展文化创意产业提上日程，持续加大投入和扶持力度，并取得了很大成效。韩国的文化产业虽然起步晚，但是发展速度快。韩国结束日本的殖民统治和朝鲜战争后开始了经济重建工作。朴正熙执掌政权后，加强了国家对经济的干预，加强了国家经济的计划管理等，使韩国市场经济体制进一步转变为政府主导型的市场经济。20世纪末期，韩国政府提出了"文化产业"这一概念，在1998年的金融风暴后，建立了"文化立国"的战略，并将其确立为国家支柱产业。20世纪末，韩国的文化产品风靡全球，形成了"韩流"，这给韩国带来了巨大的效益经济。韩国文化产业也拉动了经济增长，如影视作品的出口不仅吸引各国游客，拉动韩国的旅游业发展，还有利于韩国文化产品出口。韩国国土面积较小，经济、教育资源分布均衡，因此文化产业是韩国经济的支柱产业，国民也更加容易接受利用戏剧来进行心理治疗。相较于中国的经济环境，韩国的经济环境更适于戏剧治疗的发展，所以戏剧治疗在韩国发展得更快。

三、 历史环境因素

戏剧治疗作为从欧美国家传播过来的舶来品，由于中韩两国的历史文化不同，所以对其的关注度与接受程度也不同，这也是造成戏剧治疗在两国发展程度有所差异的重要因素之一。抗日战争与解放战争结束之后，共产党成为国家执政党，建立了社会主义政权。20世纪60年代，"文化大革命"对中国的文化发展造成了很大影响，学校停止办学、知识分子下乡劳作、中国的科学研究停滞不前。直到"文化大革命"结束后，科学技术才重新受到关注。1972年，尼克松访华，中国重启与发达国家在文化、经济上的交流，接受新的学科知识与技术。但由于历史原因，中国民众对外来新兴学科的接受程度并不高，对心理疾病的认识也不够充分，导致戏剧治疗在中国传播与发展速度较慢。

第二次世界大战后，朝鲜半岛摆脱了日本的殖民统治而重获新生。但由于战争，朝鲜半岛分裂成对立的两个政权。金日成政权在苏联红军与中国军队的帮助下，成立了朝鲜；朝鲜半岛南部在美国的扶持之下，成立了走资本主义发展道路的韩国。故近现代的韩国民众都有一种"亲美主义"，韩国也输送了很多人才到美国学习先进技术。韩国国民对美国传来的新兴学科很容易接受，并加以改造，实现"本土化"。在这样的历史文化环境下，韩国国民不仅对戏剧治疗的接受程度高，还为其实践与发展提供了丰沃土壤。

戏剧治疗作为欧美国家发展起来的综合医学、心理学、戏剧表演学与社会学等理论与方法的新兴学科，在治疗各种心理疾病上有显著的效果。但与中国相比，韩国无论是在戏剧治疗理论研究还是实践方面都发展得更好一些。虽然中韩两国在地缘和文化上有着一定的历史渊源，但是在政策、经济和历史文化上的差异导致了戏剧治疗发展的程度各不相同。

由于政策、经济、历史文化等原因，韩国对戏剧治疗的研究更深入，戏剧治疗的实践范围也更为广泛。我国的戏剧治疗学者不仅需要加强对其理论研究，更迫切的是加强对戏剧治疗的实践。我们可以借鉴韩国政策上的可取之处，让戏剧治疗更好地在中国的土地上发展，这不仅能提升人们的心理健康程度，使中国国民身心健康，还能为祖国的昌盛提供坚实的基础。

参考文献

[1] 葛操 . 当代大学生心理分析 [M]. 北京 : 中国工商出版社 , 2000.

[2] 何雪松 . 社会工作理论 [M]. 上海 : 世纪出版集团 , 2007.

[3] 科胡特 . 自体的分析 : 一种系统化处理自恋人格障碍的精神分析治疗 [M]. 刘慧卿 , 林明雄 , 译 . 北京 : 世界图书出版公司北京公司 , 2012.

[4] 科胡特 . 自体的重建 [M]. 许豪冲 , 译 . 台北 : 心理出版社股份有限公司 , 2002.

[5] 科胡特 . 精神分析治愈之道 [M]. 訾非 , 曲清和 , 张帆 , 译 . 重庆 : 重庆大学出版社 , 2011.

[6] 克莱尔 . 现代精神分析 "圣经" ——客体关系与自体心理学 [M]. 贾晓明 , 苏晓波 , 译 . 北京 : 中国轻工业出版社 , 2002.

[7] 伊姆娜 . 从换幕到真实 : 戏剧治疗的历程、技巧与演出 [M]. 陈凌轩 , 译 . 台北 : 张老师文化出版社 , 2006.

[8] 雷伯 . 心理学词典 [M]. 李伯泰 , 译 . 上海 : 上海译文出版社 , 1996.

[9] 李新旺 . 生理心理学 [M]. 北京 : 科学出版社 , 2000.

[10] BARLOW D H. 心理障碍临床手册 [M]. 刘兴华 , 黄峥 , 徐凯文 , 等译 . 北京 : 中国轻工业出版社 , 2004.

[11] 兰迪 . 躺椅和舞台 : 心理治疗中的语言与行动 [M]. 彭勇文 , 邬锐 , 卞茜 , 等译 . 上海 : 华东师范大学出版社 , 2012.

[12] 兰迪 . 戏剧治疗 : 概念、理论与实务 [M]. 李百麟 , 译 . 台北 : 心理出版社 , 1998.

[13] 派恩 . 现代社会工作理论 : 第 3 版 [M]. 冯亚丽 , 叶鹏飞 , 译 . 北京 : 中国人民大学出版社 , 2009.

[14] 张晓华 . 创作性戏剧教学原理与实作 [M]. 上海：上海书店出版社，2011.

[15] 蔡华俭，杨治良 . 大学生性别自我概念的结构 [J]. 心理学报，2002 (2): 59-65.

[16] 陈涤宇，吴文源 . 社交焦虑症治疗方法的研究进展——非药物治疗 [J]. 上海精神医学，2001 (4): 26-32.

[17] 樊富珉，王建中 . 北京大学生心理素质及心理健康研究 [J]. 清华大学教育研究，2001 (4): 26-32.

[18] 郭晓薇 . 大学生社交焦虑成因的研究 [J]. 心理学探新，2000 (1): 55-58.

[19] 郝薇莉 . 古希腊戏剧治疗的"卡塔西斯"说[J]. 集美大学学报 (哲学社会科学版)，2020 (4): 111-116.

[20] 姜雪芹 . 药物联合心理治疗青年学生社交焦虑症的观察分析 [J]. 滨州医学报，2007 (4): 315-316.

[21] 金华，吴文源，张明园 . 中国正常人 SCL-90 评定结果的初步分析 [J]. 中国神经精神疾病杂志，1986 (5): 6-9.

[22] 李波，钟杰，钱铭怡 . 大学生社交焦虑易感性的回归分析 [J]. 中国心理卫生杂志，2003 (2): 109-112.

[23] 李世武 . 萨满教"艺术治疗"的艺术治疗学研究述评 [J]. 世界民族，2016 (1): 45-52.

[24] 李荫华，姜东海 . 218 例青少年心理障碍者的家庭教育方式调查 [J]. 中国心理卫生杂志，1995 (4): 179.

[25] 李英，刘爱书，张守臣 . 大学生社交焦虑团体治疗的比较研究 [J]. 中国健康心理学杂志，2005 (4): 252-256.

[26] 刘连启，刘贤臣，胡蕾，等 . 青少年社会能力及相关因素研究 [J]. 中国心理卫生杂志，1998 (1): 49-50.

[27] 梅锦荣 . 社交焦虑与认知行为治疗 II 认知行为治疗 [J]. 中国临床心理学杂志，1994 (4): 193-197.

[28] 彭纯子，燕良轼，马晓虹 . 大学生社交焦虑团体治疗的比较研究 [J]. 中国心理卫生杂志，2003 (4): 229-231,234.

[29] 苏建宁，张新凯 . 社交焦虑障碍者的人格模式分析 [J]. 中国林产康复，2005 (32): 15-17.

[30] 吴薇莉, 刘协和. 社交焦虑障碍者的成人依恋类型与社交焦虑障碍人格特征的关系 [J]. 中国临床康复, 2006 (14): 18–22.

[31] 万瑛. 奥尔夫团体音乐治疗对大学生社交焦虑干预的实验报告 [J]. 黄钟, 2013 (2): 156–168,186.

[32] 徐凯文.Empathy: 本源, 内涵与译名 [J]. 中国心理卫生杂志, 2010 (6): 407–408.

[33] 许桦, 张新凯. 国外社交焦虑障碍的临床常用量表介绍 [J]. 上海精神医学, 2006 (3): 175–178.

[34] 薛敏, 廖大凯, 薛涛. 家庭教养方式与大学生人际交往能力的关系 [J]. 中国健康心理学杂志, 2011 (3): 358–361.

[35] 张源侠. 心理治疗之道 [J]. 心理科学, 1999 (4): 323–325, 382–383.

[36] 周显宝, 于小茵. 伪装与揭露: 面具背后的戏剧性转换与投射——论戏剧治疗中面具运用的实操方法与符号象征意义 [J]. 音乐与表演, 2014 (2): 139–144.

[37] 周显宝, 赵倩. 从面具到真实——戏剧治疗理论与实践探究 [J]. 戏剧艺术, 2013 (5): 18–25.

[38] 朱孔香, 路宝风, 陈明慧, 等. 大学生家庭环境因素与社交、焦虑的关系研究 [J]. 中国行为医学科学, 2003 (5): 574–575.

[39] 毕玉芳. 曼陀罗绘画影响大学生社交焦虑的系列研究 [D]. 上海: 华东师范大学, 2018.

[40] 许书萍. 高社交焦虑大学生的解释偏向 [D]. 上海: 华东师范大学, 2018.

[41] 彭纯子. 大学生社交焦虑的团体干预的实验研究 [D]. 长沙: 湖南师范大学, 2001.

[42] 李荣刚. 大学生社交焦虑的现状及其心理干预研究 [D]. 苏州: 苏州大学, 2009.

[43] 李珊珊. 书写表达对大学生社交焦虑的干预研究 [D]. 南宁: 广西大学, 2014.

[44] 王小露. 音乐疗法对大学生社交焦虑的干预研究 [D]. 南京: 河海大学, 2007.

[45] 杨莎. 音乐干预培训对提升初入职应届毕业生社交能力的研究 [D]. 上海: 华东师范大学, 2012.

[46] 赵倩. 戏剧治疗中观演关系研究 [D]. 厦门: 厦门大学, 2014.

[47] Bandura A. Aggression: a social learning analysis[M]. New York: Prentice Hall, 1973.

[48] Bion W R. Cogitations [M]. London: Karnac Books, 1992.

[49] Blatner A. Acting in [M]. New York: Springer Pub Co., 1973.

[50] Bowlby J.Attachment and loss: Vol.1. attachment [M]. New York: Basic Books, 1969.

[51] Clark D M, Wells A.A cognitive model of social phobia [M]// Heimberg R G, Liebowitz M R, Hope D A, et al. Social phobia: diagnosis, assessment and treatment. New York: Basic Books, 1953.

[52] Courtney R.Play, drama and thought: the intellectual background to drama in education [M]. London: Cassell, 1968.

[53] Ellmann R. The artist as critic: critical writings of Oscar Wilde [M]. New York: Random House, 1969.

[54] Goffman E. Encounters: two studies in the sociology of interaction [M]. Indianapolis: Bobbs-Merrill, 1961.

[55] James W.Principles of psychology [M]. New York: Holt, 1980.

[56] Langer S. Feeling and form [M]. New York: Charles Schribner's Sons, 1953.

[57] Jones P. Drama as therapy: theatre as living [M]. New York: Routledge, 1996.

[58] Snyder M. Self-monitoring processes [M]// Berkowitz L. Advance in experimental social psychology. New York: Academic Press, 1979.

[59] Westenberg H G M, den Boer J A. Social anxiety disorder [M]. Synhtesis: Publishers Amsterdam, 1999.

[60] Rafael E L. The Dictionary of the work of W. R. Bion [M]. London: Karnac, 2003.

[61] Jennings S. The handbook of dramatherapy [M]. London and New York: Routledge, 1994.

[62] Ainsworth M D S, Bell S M. Attachment, exploration and separation: illustrated by the behavior of one-year-olds in a strange situation [J]. Child development, 1970, 41 (1): 49-67.

[63] Albano A M, Marten P A, Hoil C S. Cognitive-behavioral group treatment for adolescent social phobia: a preliminary study [J]. Journal of nervous and mental disease, 1995 (1): 183-649.

[64] Anagnostaras S G, Craske M G, Fanselow M S. Anxiety: at the intersection of genes and experience [J]. Nature neuroscience, 1999, 2 (9): 833-839.

[65] Ballenger J C. Consensus statement on social anxiety the international consensus group on depression and anxiety[J]. The journal of clinical psychiatry, 1998 (17): 54-60.

[66] Gilbert P E. Volution and social anxiety: the role of attraction, social competition and social hierarchies[J]. Psychiatric clinics of North America, 2001, 24 (4): 723–751.

[67] Hoehn–Saric R, McLeod D R.The peripheral sympathetic nervous system[J]. Psychiatric clinics of North America, 1988, 11 (2): 357–386.

[68] Hunter J A, Figueredo A J, Becher J V, et al. Non–sexual delinquency in juvenile sexual offenders: the mediating and moderating influences of emotional empathy[J]. Journal of family violence, 2007, 22 (1): 43–54.

[69] Kendler K S, Karkowski L M, Prescott C A. Fears and phobias: reliability and heritability[J]. Psychological medicine, 1999, 29 (3): 539–553.

[70] Liebowitz M R, Gorman J M, Fyer A J, et al. Social phobia: review of a neglected anxiety disorder[J]. Archives of general psychiatry, 1985, 42 (7): 729.

[71] Liebowitz M R, Heimberg R G, Schneie F R, et al. Cognitive–behavioral group therapy versus phenelzine in social phobia: long term outcome[J]. Depression & Anxiety, 1999, 10 (3): 89–98.

[72] Lira Y K, Fitzgerald D A, Angstadt M, et al. Amygdala reactivity to emotional faces at high and low intensity in generalized social phobia: A 4–Tesla functional MRI study[J]. Psychiatry research: neuroimaging, 2007, 154 (1): 93–98.

[73] Wei M F, HEPPNER P P, Mallinekrodt B. Pereeived coping as a mediatior between attachment and psychological distress: a structural equation modeling approach[J]. Journal of counseling psycology, 2003,50 (4): 438–447.

[74] Melke J, Bagheri F, Rosmond R. Serotonin transporter gene polymorphisms are associated with anxiety–related personality traits in women[J]. American journal of medical genetics, 2001, 105 (5): 458–463.

[75] Rapee R M, Lim L.Discrpancy between self and observer ratings of performance in social phobias[J]. Journal of abnormal psychology, 1992, 101 (2): 728–731.

[76] Samochowiec J, Hajduk A, Samochowiec A, et al. Association studies of MAO–A, COMT, and 5–HTT genes polymorphisms in patients with anxiety disorders of the phobic spectrum[J]. Psychiatry research, 2004, 128 (1): 21–26.

[77] Steffgen G, Konig A. Are cyberbullies less empathic? adolescents'cyerbullying behavior and empathic responsiveness[J]. Cyberpsychology, behavio and social

networking, 2011, 14 (11): 643–649.

[78] Stein D J, Versiani M, Hair T, et al. Efficacy of paroxetine for relapse prevention in social anxiety disorder: a 24–week study[J]. Archives of general psychiatry, 2002, 59 (12): 1111–1118.

[79] 수 제닝스 , 이효원올림 . 연극치료의 이야기 [M]. 서울 : 울력 , 2003.

[80] 로버트 난디 , 이효원올림 . 연극치료의 이야기 [M]. 서울 : 울력 , 2002.

[81] 존스 . 이효원올림 . 드라마치료 : 연극와 삶 [M]. 서울 : 울력 , 2005.

[82] 에스닝 , 원재기올림 . 연극치료의 이해 [M]. 서울 : 청하 , 1987.

[83] 박미리 . 한국연극치료의 발달와 전망 [J]. 머이드예술 , 2009 (2): 61–67.

[84] 이경미 . 무대 , 투사과 치료 [J]. 연극피평 , 2011 (5): 130–136.

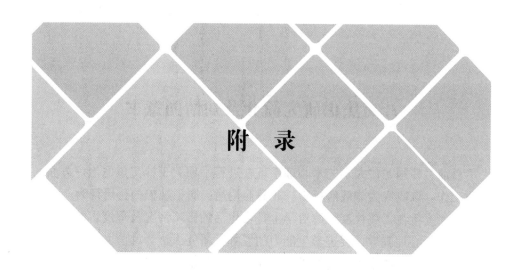

附　录

学生人际沟通学习小组（戏剧心灵成长小组）
招募广告

你是否在与人交往时感到不自在？

你是否常常害怕说错话？

你是否想在人际交往中表现得更自然？

韩国龙仁大学艺术心理系与湖南人文科技学院团委即将推出"大学生人际沟通学习小组"活动，在这里你可以学到有用的沟通技巧，改善沟通状况。欢迎湖南人文科技学院及其他院校的学生报名参加。

本活动从 7 月初开始，每周 1 次，共 20 次会面。具体时间待定。

该活动免费，但参加者必须写下保证书，以保证能够参加小组所有的活动。

有意者请留下你的姓名、年级、性别、学校、专业以及联系方式，我们会尽快与你联系！

社交焦虑研究简介及知情同意书

目前，韩国龙仁大学艺术心理系正在进行一项关于社交焦虑治疗方面的科研工作。该研究为非政府行为，非商业用途，属于纯粹的科研行为。

本研究旨在了解社交焦虑对学生日常生活的影响情况及程度，并对学生及早地进行心理辅导，促进学生能力的发挥。研究人员为韩国龙仁大学艺术心理系李博士与湖南人文科技学院农业与生物技术学院辅导员，采用团体治疗方式，保证被调查者资料的保密性和安全性，非经被调查者本人同意，不会透露给学校、家长等。该调查对您现在或将来的健康不会有任何损害，我们恳请您参加本研究，但是否参加纯属自愿。无论您是否参加本研究，我们均感谢您耐心听取我们的介绍。

如果您决定参加，我们将免费向您介绍本研究的进展和最新研究信息，为您提供一些合理的建议。若您愿意合作，请签署姓名，谢谢！

我已经阅读并听取了本研究简介，愿意参加此项研究。

签名：

年　　月　　日

筛选标准

1. 被试的主观感受和其他的相关信息

（1）你在社交场合中会感到紧张吗？在哪些社交场合中感到紧张？

（2）请对自己的社交情况进行评价。

（3）你害怕被别人关注吗？为什么？

（4）你害怕被别人批评吗？为什么？

（5）请陈述你交往焦虑问题的发展史和曾经做过的努力。

（6）有无心理咨询、团体心理辅导或者药物治疗的经历，以及现在是否正在接受心理咨询与治疗？了解其身体健康状况、既往病史和家族病史。

（7）面谈者介绍团体干预的性质、内容、形式、成员人数和组成，小组每次活动的时间、活动的频率、活动的次数和持续的时间。面谈者说明参加小组活动需要花费比较多的时间，需要来访者积极配合，参加的次数越多，收获越大。每位大学生在确定入组后需写下保证书，以保证能够参加每次小组活动。

（8）询问并记录志愿者平时空余的时间，在确定加入小组后，能够保证参加每次活动。

2. 客观行为评定

（1）表情方面。①目光是否游离不定？或者不敢正视研究者？或者交流时很少有目光接触？②是否脸红？笑容是否不自然、不真实？

（2）肢体语言方面。①手是否处于紧张状态（握拳、用力插在衣袋或者裤袋里）？②是否坐在沙发的前部或者边缘部分？③脚是否不自然地上下替换交叉？或者轻轻抖动？④身子坐得僵直还是自然放松？

招募前预备测试
交往焦虑量表（IAS）

姓名：　　　　　　　　性别：

联系电话：　　　　　　　联系 E-mail：

指导语：本次测试结果仅作为招募组员参考依据，对测试人员没有不良影响，测试结果除了本项目主持人了解外，不会泄露给其他无关人员。请认真阅读下面的每一个条目，并决定其陈述对你适用或其真实的程度。根据以下标准在每一条目后写出分数（1～5），并在对应的空格内打"√"（表附录-1）。

1——本条与我一点儿也不相符。

2——本条与我有一点儿相符。

3——本条与我中等程度相符。

4——本条与我非常相符。

5——本条与我极其相符。

表附录-1　招募前预备测试交往焦虑量表（IAS）

序　号	条　目	1	2	3	4	5
1	即使在非正式的聚会上，我也常感到紧张					
2	与一群不认识的人在一起时，我通常感到不自在					
3	与异性交谈时，我通常感到紧张					
4	在必须同教师或者上司谈话时，我感到紧张					

续　表

序　号	条　目	1	2	3	4	5
5	聚会常会使我感到焦虑和不自在					
6	与大多数人相比，我在社会交往中可能比较羞怯					
7	在与我不太熟悉的同性谈话时，我常常感到紧张					
8	在求职面试时，我是会紧张的					
9	我希望自己在社交场合中信心更足一些					
10	在社交场合中，我会感到羞愧					
11	一般而言，我是一个害羞的人					
12	在与一位迷人的异性交谈时，我经常感到紧张					
13	给不太熟悉的人打电话时，我通常觉得紧张					
14	我在与权威人士谈话时感到紧张					
15	如果周围的人和我很不一样，我会感到紧张					

评分标准：

15～30：您在社交中态度行为自然，并且充满自信心，是一个成功的交往者。

30～45：您在社交中表现一般，无特定的紧张和焦虑。

45～60：您在人际交往中略显紧张及缺乏信心。希望您在交往中更自信。

60～75：您在人际交往之前及过程中都非常焦虑及缺乏信心，并关注在交往中别人怎样看待自己，还担心别人如何评价自己的外表。

大学生人际沟通学习小组协议书

我愿意参加交往学习小组，并遵守如下协议：

（1）成员必须参加所有的团体活动，不缺席、不迟到、不早退，不能因某一个成员而对整个小组活动产生影响。

（2）成员在活动中的所有言行绝对保密；活动之外，不得做有损团体成员利益的事。

（3）成员必须认真完成家庭作业，除非你不同意领导者的建议，一旦同意，必须完成。

（4）成员必须保持对其他成员的信任，愿意与他们分享自己的内心世界；成员必须对他人表露的认识和情感提供反馈信息。

（5）小组活动过程中，严禁对他人进行人身攻击。

（6）在整个活动期间，禁止与其他成员进行非正常接触。

（7）小组活动中严禁吸烟、吃零食及从事其他与活动无关的事。

（8）每周的小组活动时间内，要求关闭手机。

签名：

年　月　日

训练前心理背景资料

姓名：　　　　　　　　　性别：　　　　　　　　年龄：

院：　　　　　　　　　　系别：　　　　　　　　年级：

为了在团体训练过程中更大地获益，请你务必真实地填写以下问题（尽量用形容词进行描述）。你所填写的资料我们将严格保密。

（1）我在家排行第＿＿＿＿＿＿＿，兄弟姊妹共计＿＿＿＿＿＿人。

（2）小时候我的身体＿＿＿＿＿＿＿，总是＿＿＿＿＿＿＿＿＿。

（3）我外表（身高、体重、长相）在同龄人中是＿＿＿＿＿＿＿＿，我因此感到＿＿＿＿＿＿＿＿＿。

（4）从＿＿＿＿＿＿＿时候开始，我喜欢＿＿＿＿＿＿类的书；后来＿＿＿＿＿＿＿＿＿＿。

（5）从小学到中学，我的学习成绩是＿＿＿＿＿＿＿＿的状态，记得那一次＿＿＿＿＿＿＿＿＿＿＿。

（6）小时候，大人认为我是一个＿＿＿＿＿＿＿＿＿的孩子。

（7）我记得自己最聪明的一次是（请详细叙述）＿＿＿＿＿＿＿＿。

（8）我的智商＿＿＿＿＿＿＿＿＿＿＿＿＿＿＿＿。

（9）在别人伤害我的时候，我通常＿＿＿＿＿＿＿＿＿＿＿。

（10）一直以来，我的异性朋友＿＿＿＿＿＿＿＿＿＿＿＿。

（11）我最恨的那个人是＿＿＿＿＿＿＿＿＿＿＿＿，因为他（她）＿＿＿＿＿＿＿＿＿＿＿＿＿。

（12）我的亲人中，对我影响最大的人是＿＿＿＿＿＿＿＿，他（她）是一个＿＿＿＿＿＿＿＿＿的人。

（13）在我读＿＿＿＿＿＿年级的时候，我父母曾经＿＿＿＿＿，我因此感到＿＿＿＿＿＿＿＿＿＿。

（14）从＿＿＿＿＿＿＿＿时候起，我和父母生活在一起。

（15）小时候，我就很害怕_____，
因为_____。

（16）父母一直认为_____，他们希望我_____。

（17）至今为止，我所体验到的最大的悲痛是_____，
因为_____。

（18）我的母亲是一个_____的人。

（19）我的父亲是一个_____的人。

（20）我最亲近的异性朋友是_____。

（21）我最亲近的同性朋友是_____。

填表人签名：

年　　月　　日

社交回避与苦恼量表（SADS）

姓名：　　　　　　　　　　性别：

联系电话：　　　　　　　　联系 E-mail：

指导语：下面是一些判断语句，请根据您的实际情况，在符合的选项上打"√"。测试时间 5 ～ 10 分钟。在 2、5、8、10、11、13、14、16、18、20、21、23、24、26 条目回答"是"得 1 分；在 1、3、4、6、7、9、12、15、17、19、22、25、27、28 条目回答"否"得 1 分（表附录 -2）。

表附录-2　社交回避与苦恼量表（SADS）

1. 即使在不熟悉的社交场合里，我仍感到放松	是	否
2. 我尽量避免迫使我参加交际应酬的情形	是	否
3. 我同陌生人在一起时很容易放松	是	否
4. 我并不特别想去回避人	是	否
5. 我通常发现社交场合令人心烦意乱	是	否
6. 在社交场合，我通常感觉平静及舒适	是	否
7. 在同异性交谈时，我通常感觉放松	是	否
8. 我尽量避免与人讲话，除非特别熟	是	否
9. 如果有同新人相会的机会，我会抓住的	是	否
10. 在非正式的聚会上如有异性参加，我通常觉得焦虑和不安	是	否
11. 我通常与人在一起时感到焦虑，除非与他们特别熟	是	否
12. 我与一群人在一起时通常感到放松	是	否
13. 我经常想离开人群	是	否
14. 在置身于不认识的人群中时，我感到不自在	是	否

续　表

15. 在初次遇见某些人时，我通常是放松的	是	否
16. 被介绍给别人使我感到紧张和焦虑	是	否
17. 尽管满房间都是生人，我可能还是会进去的	是	否
18. 我会避免走上前去加入一大群人中间	是	否
19. 当上司想同我谈话时，我很高兴与他谈话	是	否
20. 当与一群人在一起时，我通常感觉忐忑不安	是	否
21. 我喜欢躲开人群	是	否
22. 在晚上或社交聚会上与人们交谈对我来说不成问题	是	否
23. 在一大群人中间，我极少能感到自在	是	否
24. 我经常想出一些借口以回避社交活动	是	否
25. 我有时充当为人们相互介绍的角色	是	否
26. 我尽量避开正式的社交场合	是	否
27. 我通常参加我所能参加的各种社会交往活动。不管是什么社交活动，我一般是能去就去	是	否
28. 我发现同他人在一起时放松很容易	是	否

回避分量表的分数如下：

（1）分数低于 7 时，表示个体表现正常，没有这方面的问题。

（2）分数高于等于 7 但低于 10 时，表示个体在这方面可能存在一定程度的问题，需要接受专业人员的进一步检查。

（3）分数高于等于 10 时，表示存在这方面的问题，需要接受专业的帮助。

焦虑分量表的分数如下：

（1）分数低于 8 时，表示个体表现正常，没有这方面的问题。

（2）分数高于等于 8 但低于 11 时，表示个体在这方面可能存在一定程度的问题，需要接受专业人员的进一步检查。

（3）分数高于等于 11 时，表示存在这方面的问题，需要接受专业的帮助。

总分：

（1）分数低于 13 时，表示个体表现正常，没有这方面的问题。

（2）分数高于等于 13 但低于 18 时，表示个体在这方面可能存在一定程度的问题，需要接受专业人员的进一步检查。

（3）分数高于等于 18 时，表示存在这方面的问题，需要接受专业的帮助。

交往焦虑量表（IAS）

姓名：   性别：

联系电话：   联系 E-mail：

指导语：同学，您好！感谢您参加我们的交往学习小组活动，希望我们的活动对您有所帮助，请对我们的活动效果进行评价，谢谢您的配合！请认真阅读下面的每一个条目，并决定其陈述对你适用或其真实的程度。请注意，这里要回答的是您实际上认为您自己怎样，而不是回答您认为您应该怎样。答案无正误、好坏之分，请按照您的真实情况来描述您自己。每一题只能选择一个答案，有些题目您可能从未思考过，或感到不容易回答，对这样的题目，同样请您做出一种倾向性的选择。根据以下标准在每一条目后写出分数（1～5）（表附录 –3）。

1——本条与我一点儿也不相符。

2——本条与我有一点儿相符。

3——本条与我中等程度相符。

4——本条与我非常相符。

5——本条与我极其相符。

表附录-3　交往焦虑量表（IAS）

序　号	条　目	1	2	3	4	5
1	即使在非正式的聚会上，我也常感到紧张					
2	与一群不认识的人在一起时，我通常感到不自在					
3	与异性交谈时，我通常感到紧张					
4	在必须同教师或者上司谈话时，我感到紧张					
5	聚会常会使我感到焦虑和不自在					

续　表

序　号	条　目	1	2	3	4	5
6	与大多数人相比，我在社会交往中可能比较羞怯					
7	在与我不太熟悉的同性谈话时，我常常感到紧张					
8	在求职面试时，我是会紧张的					
9	我希望自己在社交场合中信心更足一些					
10	在社交场合中，我会感到羞愧					
11	一般而言，我是一个害羞的人					
12	在与一位迷人的异性交谈时，我经常感到紧张					
13	给不太熟悉的人打电话时，我通常觉得紧张					
14	我在与权威人士谈话时会感到紧张					
15	如果周围的人和我很不一样，我会感到紧张					

　　量表中分数从 15 分（社交焦虑程度最低）到 75 分（社交焦虑程度最高），焦虑程度与总分成正比，大学生平均分为 38.9，标准差为 9.7。

症状自评量表（SCL-90）

姓名：　　　　　　　　　　　　　　性别：

联系电话：　　　　　　　　　　　　联系 E-mail：

指导语：以下是一组人们用来形容自己考试时心情的句子。请细读每一句话，并依据你的情况作答。答案无正误之分，也不必在任何一句话上花太多时间，只要答出你感到形容你平常感觉的答案即可。根据以下标准在每一条目后写出分数（1～5）（表附录-4）。

1——没有（自觉并无该项问题或症状）。

2——很轻（自觉有该问题或症状，但发生得并不频繁、严重）。

3——中等（自觉有该项症状，其程度为轻到中度）。

4——偏重（自觉常有该项症状，其程度为中到严重）。

5——严重（自觉该症状的频度和强度都十分严重）。

表附录-4　症状自评量表（SCL-90）

序　号	条　目	1	2	3	4	5
1	头痛					
2	神经过敏，心中不踏实					
3	头脑中有不必要的想法或字句盘旋					
4	头晕或晕倒					
5	对异性的兴趣减退					
6	对旁人责备求全					
7	感到别人能控制自己的思想					

序　号	条　目	1	2	3	4	5
8	责怪别人制造麻烦					
9	忘性大					
10	担心自己的衣饰不整齐及仪态不端正					
11	容易烦恼和激动					
12	胸痛					
13	害怕空旷的场所或街道					
14	感到自己的精力下降，反应速度减慢					
15	想结束自己的生命					
16	听到旁人听不到的声音					
17	发抖					
18	感到大多数人都不可信任					
19	胃口不好					
20	容易哭泣					
21	同异性相处时感到害羞不自在					
22	感到受骗，中了圈套或有人想抓住您					
23	无缘无故地突然感到害怕					
24	自己不能控制地大发脾气					
25	怕单独出门					
26	经常责怪自己					
27	腰痛					
28	感到难以完成任务					

序　号	条　目	1	2	3	4	5
29	感到孤独					
30	感到苦闷					
31	过分担忧					
32	对事物不感兴趣					
33	感到害怕					
34	您的感情容易受到伤害					
35	感觉旁人能知道您的私下想法					
36	感到别人不理解您、不同情您					
37	感到人们对您不友好，不喜欢您					
38	做事必须做得很慢，以保证做得正确					
39	心跳得很厉害					
40	恶心或胃部不舒服					
41	感到比不上他人					
42	肌肉酸痛					
43	感到有人在监视您、谈论您					
44	难以入睡					
45	做事必须反复检查					
46	难以做出决定					
47	怕乘电车、公共汽车、地铁或火车					
48	呼吸有困难					
49	一阵阵发冷或发热					

序 号	条 目	1	2	3	4	5
50	因为感到害怕而避开某些东西、场合或活动					
51	脑子变空了					
52	身体发麻或刺痛					
53	喉咙有梗塞感					
54	感到前途没有希望					
55	不能集中注意力					
56	感到身体的某一部分软弱无力					
57	感到紧张或容易紧张					
58	感到手或脚发重					
59	想到死亡的事					
60	吃得太多					
61	当别人看着您或谈论您时感到不自在					
62	有一些不属于您自己的想法					
63	有想打人或伤害他人的冲动					
64	醒得太早					
65	必须反复洗手、点数					
66	睡得不稳、不深					
67	有想摔坏或破坏东西的想法					
68	有一些别人没有的想法					
69	感到对别人神经过敏					
70	在商店或电影院等人多的地方感到不自在					

序　号	条　目	1	2	3	4	5
71	感到做任何事情都很困难					
72	一阵阵恐惧或惊恐					
73	感到在公共场合吃东西很不舒服					
74	经常与人争论					
75	单独一人时神经很紧张					
76	别人对您的成绩没有做出恰当的评价					
77	即使和别人在一起也感到孤单					
78	感到坐立不安、心神不定					
79	感到自己没有什么价值					
80	感到熟悉的东西变的陌生或不像是真的					
81	大叫或摔东西					
82	害怕会在公共场合晕倒					
83	感到别人想占您的便宜					
84	为一些有关性的想法而很苦恼					
85	您认为应该因为自己的过错而受到惩罚					
86	感到要很快把事情做完					
87	感到自己的身体有严重问题					
88	从未感到和其他人很亲近					
89	感到自己有罪					
90	感到自己的脑子有毛病					

　　SCL-90 包括 9 个因子，每一个因子反映出个体某方面的症状情况，通过因子分可了解症状分布特点。因子分等于组成某一因子的各项总分除以

组成某一因子的项目数。当个体在某一因子的得分大于2时，即超出正常均分，则个体在该方面很可能有心理健康方面的问题。

1. 躯体化

躯体化主要反映身体不适感，包括心血管、胃肠道、呼吸和其他系统的不适，以及头痛、背痛、肌肉酸痛等躯体不适表现。

该分量表的得分在12～60分。得分在36分以上，表明个体在身体上有较明显的不适感，并常伴有头痛、肌肉酸痛等症状；得分在24分以下，躯体症状表现不明显。总的来说，得分越高，躯体的不适感越强；得分越低，症状表现越不明显。

2. 强迫症状

强迫症状主要指那些明知没有必要，但又无法摆脱的无意义的思想、冲动和行为，还有一些比较一般的认知障碍的行为征象也在这一因子中反映。

该分量表的得分在10～50分。得分在30分以上，表明强迫症状较明显。得分在20分以下，表明强迫症状不明显。总的来说，得分越高，表明个体越无法摆脱一些无意义的行为、思想和冲动，并可能表现出一些认知障碍的行为征兆；得分越低，表明个体在此种症状上的表现越不明显，可能没有出现强迫行为。

3. 人际关系敏感

人际关系敏感主要是指某些人际交往中的不自在与自卑感，特别是与其他人相比时更加突出。人际交往中的自卑感、心神不宁、明显的不自在、不良自我暗示、消极的期待等是这方面症状出现的典型原因。

该分量表的得分在9～45分。得分在27分以上，表明个体人际关系较为敏感，人际交往中自卑感较强，并伴有行为症状（如坐立不安、退缩等）；得分在18分以下，表明个体在人际关系上较为正常。总的来说，得分越高，个体在人际交往中表现出的问题就越多，如自卑、自我中心突出，并且表现出消极的期待；得分越低，个体在人际关系上越能应付自如，如人际交流自信、胸有成竹，并抱有积极的期待。

4. 抑郁

抑郁以苦闷的情感与心境为代表性症状，同时以生活兴趣的减退、缺乏动力、丧失活力等为特征，还表现出失望、悲观以及与抑郁相联系的认知和躯体方面的感受，甚至包括有关死亡的思想和自杀观念。

该分量表的得分在 13 ～ 65 分。得分在 39 分以上，表明个体的抑郁程度较重，对生活缺乏足够的兴趣，缺乏运动活力，极端情况下，可能会有想死亡的思想和自杀的观念；得分在 26 分以下，表明个体抑郁程度较轻，生活态度乐观积极，充满活力，心境愉快。总的来说，得分越高，抑郁程度越明显；得分越低，抑郁程度越不明显。

5. 焦虑

焦虑一般指那些烦躁、坐立不安、神经过敏、紧张以及由此产生的躯体征象，如震颤等。

该分量表的得分在 10 ～ 50 分。得分在 30 分以上，表明个体较易焦虑，易表现出烦躁、不安静和神经过敏，极端时可能导致惊恐发作；得分在 20 分以下，表明个体不易焦虑，易表现出安定的状态。总的来说，得分越高，焦虑表现越明显；得分越低，越不会导致焦虑。

6. 敌对

主要从三方面来反映敌对的表现：思想、感情及行为。其包括厌烦的感觉、摔物、争论直到不可控制的脾气暴发等各方面。

该分量表的得分在 6 ～ 30 分。得分在 18 分以上，表明个体易表现出敌对的思想、情感和行为；得分在 12 分以下，表明个体容易表现出友好的思想、情感和行为。总的来说，得分越高，个体越容易敌对，如好争论，脾气难以控制；得分越低，个体的脾气越温和，如待人友好，不喜欢争论，无破坏行为。

7. 恐怖

恐怖的对象包括出门旅行、空旷场地、人群或公共场所和交通工具。此外，还有社交恐怖。

该分量表的得分在 7 ～ 35 分。得分在 21 分以上，表明个体恐怖症状较为明显，常表现出对社交、广场和人群恐惧；得分在 14 分以下，表明个体的恐怖症状不明显。总的来说，得分越高，个体越容易对一些场所和物体产生恐怖心理，并伴有明显的躯体症状；得分越低，个体越不易产生恐怖心理，越能正常地交往和活动。

8. 偏执

偏执主要指投射性思维，如猜疑、妄想、夸大等。

该分量表的得分在 6 ～ 30 分。得分在 18 分以上，表明个体的偏执症状明显，较易猜疑和敌对；得分在 12 分以下，表明个体的偏执症状不明显。总的说来，得分越高，个体越易偏执，表现出投射性思维；得分越低，个体思维越不易走极端。

9. 精神病性

精神病性指各式各样的急性症状和行为。

该分量表的得分在 10 ～ 50 分。得分在 30 分以上，表明个体的精神病性症状较为明显；得分在 20 分以下，表明个体的精神病性症状不明显。总的来说，得分越高，越多表现出精神病性症状和行为；得分越低，越少表现出这些症状和行为。